KNAUR
MENSSANA

Über den Autor:
Dr. Wighard Strehlow ist *die* Kapazität auf dem Gebiet der Hildegard-Heilkunde. Er lebt in Allensbach am Bodensee und arbeitet dort in seiner eigenen Praxis als Heilpraktiker. Darüber hinaus leitet er auch Seminare, hält Vorträge und hat bereits zahlreiche Bücher zur Hildegard-Medizin veröffentlicht.

Wighard Strehlow

DIE HILDEGARD HEILSCHÄTZE

Schafgarbe, Veilchen, Galgant, Bertram –
4 starke Helfer bei Krankheit,
Operation und Rekonvaleszenz

KNAUR
MENSSANA

Besuchen Sie uns im Internet:
www.mens-sana.de

FSC
www.fsc.org
MIX
Papier aus verantwortungsvollen Quellen
FSC® C014496

Originalausgabe August 2018

Ein Imprint der Verlagsgruppe
Droemer Knaur GmbH & Co. KG, München

Covergestaltung: ZERO Werbeagentur, München
Coverabbildung: FinePic / shutterstock; Motiv »Hildegard von Bingen« aus dem
Innenteil des Knaur-Ratgeber-Buches, akg-images
Satz: Adobe InDesign im Verlag
Druck und Bindung: GGP Media GmbH, Pößneck
ISBN 978-3-426-65820-8

2 4 6 5 3

Abkürzungen und Mengenangaben

EL = Esslöffel

TL = Teelöffel

LG = Likörglas (2 cl)

1 Tasse (100 ml)

Msp. = Messerspitze

Dieses Buch widme ich Olivia Baerend
in großer Dankbarkeit für die jahrzehntelange Zusammen-
arbeit im Weinberg der heiligen Hildegard von Bingen.

Inhalt

Vorwort

In einem Zeitalter, in dem die Schulmedizin weltweit vorherrscht – sei es durch ihre glänzenden Operationserfolge oder mit den rasch wirkenden Schmerzmitteln, mit Antibiotika und Cortison –, sind die Menschen sehr beeindruckt von ihren Leistungen. Dennoch oder gerade deshalb werden die Kollateralschäden an Leib und Seele immer größer, und es entsteht eine tiefe Sehnsucht nach natürlichen Heilmethoden, wie wir sie bei der heiligen Hildegard finden.

Die wahren Heilkräfte Gottes in der Natur

Hildegard von Bingen sprach selbst von verborgenen Heilkräften in der Natur, »die niemand wissen kann, wenn sie einem nicht von Gott geoffenbart werden«.

Mit anderen Worten: Die über zweitausend Hildegard-Heilmittel stammen nicht aus der Klostermedizin und schon gar nicht aus der Volksheilkunde, sondern haben ihren Ursprung in dem Wissen, das Gott in der Natur verborgen hält. Unter den vielen Millionen Arten, die auf der Erde existieren, muss uns die Unmenge an Inhaltsstoffen mit pharmakologischen Wirkungen und medizinischen Wirksamkeiten erstaunen. Eine Schatzkiste für jeden Naturstoffchemiker, besonders wenn man sich von der heiligen Hildegard von Bingen inspirieren lässt.

Die Schöpfung ist für Hildegard eine große Apotheke

mit Heilstoffen, die unsere Körperzellen zum Leben benötigen. Die Amerikaner nennen dies »whispering of the cells« – die Übertragung der kosmischen Energie als »Sternenstrahl Gottes« auf unsere Körperzellen: »Es gibt kein Geschöpf, das nicht in sich einen Sternenstrahl Gottes trägt, sei es das Blattgrün oder sein Same, die Blüten oder sonst eine Pracht, sonst wäre es nicht ein Geschöpf.«

Vor allem schenken uns die Pflanzen ihre Liebe mit ihrem Duft aus unzähligen ätherischen Ölen, um uns gegen Bakterien, Viren, Pilze und Parasiten zu schützen. Die Krebszellen, schreibt Hildegard, riechen die Veilchen und müssen sterben. Das himmelblaue Chamazulen in den schneeweißen Blüten der Schafgarbe heilt vereiterte Wunden, bei denen Antibiotika versagen. Die Arzneipflanze Bertram schützt unser Gehirn vor Demenz und Alzheimer und den Körper vor den gefährlichsten Infektionskrankheiten wie Grippe, Borreliose, Malaria oder Ebola. Und sie fördert nebenbei auch noch die Sexualität.

Bioflavanoide und Polyphenole in der Schafgarbe, in Veilchen, Galgant und Bertram vernichten freie Sauerstoffradikale, um uns vor Herzinfarkt, Schlaganfall, Krebs, Diabetes, Colitis sowie vor rheumatoider Arthritis zu schützen.

Epigenetische Faktoren in den Veilchen und Galgant hindern die Gene, damit sie keine Tumore, Herzinfarkt, Schlaganfall oder seelische Krankheiten wie Depressionen, Schizophrenie oder Alzheimer auslösen.

So sind wir mit der Natur verbunden, damit sie uns hilft, gesund zu bleiben: »Jede kosmische Kraft wird von einer anderen gesteuert und jedes Geschöpf mit dem anderen verbunden und jedes Geschöpf wird durch ein anderes am Leben gehalten.«

Mit ihrem medizinischen Buch über die »Ursachen und Behandlungen der Krankheiten«, *Causae et Curae,* legte die heilige Hildegard das Fundament für eine ganzheitliche Heilkunde als Wissenschaft, die nicht nur der Reparatur von Krankheiten, sondern dem Heilen des ganzen Menschen verpflichtet ist.

Hildegard von Bingen schrieb auch die erste deutsche Naturheilkunde, *Physica,* in der sie die natürlichen Heilmittel in den Bäumen und Früchten, Gewürzen und Heilkräutern, Tieren, Vögeln, Fischen, Edelsteinen und Metallen zusammenfasste.

Zu Recht wird sie daher heute weltweit nicht nur als Kirchenlehrerin, sondern auch als Gründerin der wissenschaftlichen Naturheilkunde verehrt.

Die vier starken Arzneipflanzen Schafgarbe, Veilchen, Galgant und Bertram sollen in diesem Buch genauer beschrieben werden. Vor allem geht es um ihre Inhaltsstoffe, auf denen ihre erstaunlichen Heilerfolge beruhen. Dabei zeigt sich, dass die inneren Visionen und die kreative Vorstellungskraft der heilkundigen Hildegard von Bingen heute erst durch modernste wissenschaftliche Studien in glänzender Weise bestätigt werden und, was noch viel wichtiger ist, dass diese Heilkunde Menschen heilen kann, wo alle anderen Konzepte versagen.

Da 80 Prozent der Bevölkerung natürliche Heilmittel bevorzugen, ist es allerhöchste Zeit, dass die Politiker endlich die Weichen stellen, damit diese Arzneimittel auch von den gesetzlichen Krankenkassen erstattet werden. Auch aus finanziellen Gründen: Weltweite Studien auf allen fünf Kontinenten haben bewiesen, dass man mit einer gesunden Ernährung und einem stressfreien Lebensstil 80 Prozent aller Autoaggressionskrankheiten verhüten und damit 80 Prozent der dadurch verursachten Krankheitskosten einsparen könnte.

Allensbach am Bodensee, im Frühjahr 2018
Dr. Wighard Strehlow

Einleitung

Alle Krankheiten beginnen mit schleichenden Entzündungen, die im Körper von stressbedingten Sauerstoffradikalen ausgelöst werden und grundsätzlich alle Körperzellen, Organe, Gelenke und Knochen autoaggressiv zerstören können.
Diese Entzündungen werden noch gefährlicher, wenn zusätzlich krank machende Keime, Viren, Parasiten und Pilze in die Körperzellen eindringen und Infektionen auslösen.
Zusätzlicher Schaden entsteht durch Allergene, Toxine, schlechte Ernährung, Stress, Schlafentzug, Impfungen und chemische Arzneimittel.
Glücklicherweise können Schafgarbe, Veilchen, Galgant und Bertram diese Schäden abwenden, wenn sie richtig eingesetzt werden. Dazu kann man sechs charakteristische Einsatzgebiete anführen:

1. Entzündungen, die kognitive, psychische und neurologische Störungen auslösen und zu Kopfschmerzen, Migräne, Konzentrationsschwäche, Vergesslichkeit, Verwirrung, Gedächtnisschwäche, Parkinson, Demenz und Alzheimer führen
2. chronische Schmerzen wie Nerven-, Muskel- und Rheumaschmerzen, Rückenschmerzen, Ischiasschmerzen, Hexenschuss
3. Infektionskrankheiten wie Virusgrippe (Influenza), Borreliose, Malaria, Ebola, HIV

4. Entzündungen von Körperzellen durch den Angriff von freien Sauerstoffradikalen, die zu Autoaggressionskrankheiten führen können (u.a. Herzinfarkt, Schlaganfall, Krebs, Diabetes, Colitis, rheumatoide Arthritis)
5. Wundheilungsstörungen, Schutz bei Operationen vor Krankenhauskeimen, offene Beine (Ulcus cruris), Harnwegsinfektionen
6. Entgiftung des ganzen Körpers und seiner Organe von Toxinen, Schwermetallen, Lebensmittelgiften, nach Impfungen, Chemotherapie oder nach Operationen

Wenn einer dieser sechs Bereiche auf Sie zutrifft, sollten Sie Galgant, Schafgarbe, Veilchen oder Bertram einsetzen, um die fatalen Folgen einer chronischen Entzündung oder Vergiftung zu verhindern.
In diesem Buch erfahren Sie, wie Sie durch den richtigen Einsatz dieser vier Heilmittel Entzündungen im Körper, im Gehirn, in fast allen Organen und in den Gelenken, Nerven und Muskeln beseitigen können.

Viele weitere Fallgeschichten – außer den im Buch genannten – finden Sie auch unter
www.hildegard-universitaet.de

Die Prinzipien der Hildegard-Heilkunde

Das Ganze sehen

Die Entdeckung der Hildegard-Heilkunde durch Dr. med. Gottfried Hertzka ist eine der größten Leistungen in der Geschichte der Medizin, insbesondere, weil sie zeitlos wirksam ist und weil ihr ein ganzheitliches Denken zugrunde liegt. Sie ist in der Lage, das heutige Krankensystem in ein Gesundheitssystem umzuwandeln, in dessen Mittelpunkt die Heilbarkeit der Unheilbarkeit steht.

Der Grund liegt auf der Hand: Die Hildegard-Heilkunde berücksichtigt die wichtigsten Faktoren, die über Gesundheit oder Krankheit entscheiden:

- die seelisch-geistigen Einflüsse durch 35 positive Charaktereigenschaften
- die richtige Ernährung und
- den Einfluss spiritueller Kräfte auf die Stärke unseres Immunsystems.

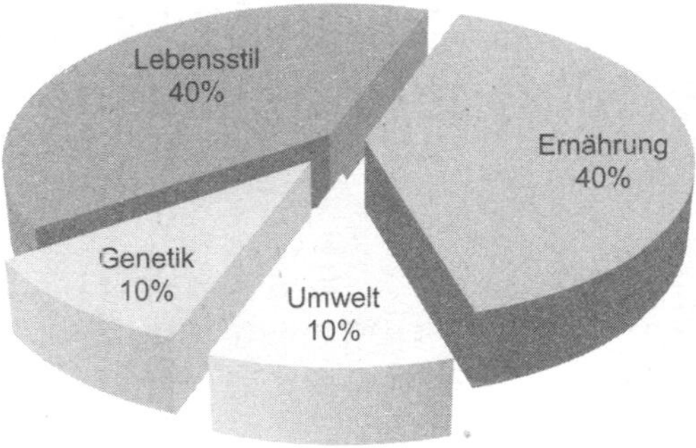

Einfluss von Lebensstil, Ernährung, Genetik und Umwelt auf die Verhütung von Krankheiten, z. B. Krebs

Die Realität sieht leider ganz anders aus: Die Einnahme der heutigen schulmedizinischen Arzneimittel ist nach den Herz-Kreislauf-Krankheiten (Nr. 1) und Krebs (Nr. 2) zur dritten Todesursache in der westlichen Welt geworden. Insbesondere die neuen gentechnisch produzierten Medikamente sind nicht nur maßlos teuer, sondern lösen unter Billigung der Zulassungsbehörden Krankheiten aus, die man eigentlich verhüten möchte: Dazu gehören Statine zur Senkung des Cholesterinspiegels, ACE-Hemmer, die zur Vorbeugung von Herzinfarkt und Herzinsuffizienz eingesetzt werden, Betablocker, blutverdünnende Medikamente, nichtsteroidale Schmerzmittel, Magenmittel, verschiedene Krebsmedikamente, Rheumamittel und viele andere mehr.

Gefährliche Wechselwirkungen

Durch die Isolierung einzelner Wirkstoffe für moderne Pharmaprodukte müssen zwangsläufig starke Nebenwirkungen in Kauf genommen werden. So entfernen die vielfach verschriebenen **Statine** zur Senkung des Cholesteringehalts gleichzeitig das Cholesterin sowohl aus dem Gehirn mit der Folge von Demenz als auch aus den Muskeln mit anschließenden Muskelschmerzen oder Steifheit. Die Statine lösen Cholesterin auch aus den Zellwänden. Keime, Viren, Bakterien oder krebsauslösende Schadstoffe haben nun ein leichtes Spiel, die Zellwand zu durchdringen, um entweder Infektionen oder Krebs auszulösen. Außerdem kann Glukose aus den Zellen in das Blut gelangen, wodurch Diabetes droht. Dabei ist Cholesterin der Baustoff aller Zellwände und ein wertvolles Ausgangsmaterial für Sexualhormone, körpereigenes Cortison und Vitamin D_3. Dennoch preist die Pharmaindustrie die Statine an, weil sie angeblich Herzinfarkt oder Schlaganfall verhindern, und drohen, dass es einem Todesurteil gleichkäme, sie abzusetzen. Doch das Gegenteil ist der Fall, denn 75 Prozent aller Herzinfarktpatienten haben einen normalen Cholesterinspiegel (wobei man unter »normal« einst einen Wert von 200 mg/dl + Lebensalter verstand, später dann 200–230 mg/dl, und heute gilt alles über 200 mg/dl als behandlungsbedürftig). Außerdem werden nach einer Studie mit 70 000 Patienten die über Sechzigjährigen mit hohem LDL-Spiegel (das sogenannte schlechte Cholesterin) älter und haben weniger Herz-Kreislauf-Krankheiten als diejenigen mit niedrigem LDL. Demenz ist im Übrigen mehr verbreitet bei Patienten mit niedrigem Cholesterinspiegel, und eine zu fettarme Ernährung kann zu Herz-Kreislauf-Krankheiten, Krebs und Diabetes führen.

Des Weiteren können ACE-**Blutdrucksenker** Herzinfarkt und Schlaganfall auslösen. Von den neuen Blutverdünnern *Pradaxa, Xareltro* und *Eliquis* geht die Gefahr tödlicher Blutungen aus.

Bei nichtsteroidalen **Schmerzmitteln,** zum Beispiel *Diclofenac, Ibuprofen* und *Celebrex,* steigt in einer klinischen Studie mit 450 000 Patienten das Herzinfarktrisiko um 24 bis 58 Prozent, ganz abgesehen von Nebenwirkungen wie Magenbluten sowie Nieren- und Leberschäden.

Patienten, die **Protonenpumpenhemmer,** also Medikamente gegen Sodbrennen oder Gastritis einnehmen, sterben um Jahre früher, zusätzlich steigt ihr Risiko, an Diabetes, Bluthochdruck, Herzschwäche sowie Demenz zu erkranken.

Das **Krebsmedikament** *Lenalidomid,* ein Derivat aus der Chemie des berüchtigten *Thalidomid (Contergan),* kann selbst Krebs auslösen.

Bei dem **Rheumamittel** *Enbrel* kommt es zu lebensgefährlichen Erkrankungen wie Hepatitis B, Herzschwäche oder sogar Krebs. Das Rheumamittel *Simponi* kann zwar Rheumaschmerzen reduzieren, aber es steigt das Risiko, an Tuberkulose, Sepsis, Depressionen, Herzschwäche, Multipler Sklerose oder sogar Krebs zu erkranken.

Die Liste ließe sich beliebig weiterführen, doch noch ein Hinweis:

Heute wird nach neuestem Stand der Medizin die Chemotherapie *vor* der Operation eingesetzt, um z.B. bei Brustkrebs den Tumor zu verkleinern. Statt radikaler

Brustentfernung käme auf die Patientinnen angeblich nur noch eine Knotenentfernung zu. Eine neue Studie ergab jedoch, dass durch diese »vorbereitende« Chemo der Krebs im ganzen Körper streut. In keinem einzigen Fall ging die Metastasierungsrate zurück. Jede Chemotherapie ist sowieso eine Startrampe für neue Krebszellen, um sich im Körper zu verteilen. Deshalb ist es wichtig, sich vor einer medikamentösen Therapie und vor jedem Eingriff gut zu informieren und möglichst eine zweite Meinung einzuholen.

Die Heilkraft der Natur achten

Zur Erhaltung und Wiederherstellung seiner Gesundheit steht dem Menschen seit Jahrtausenden ein riesiger Arzneimittelschatz mit über zwei Millionen wirksamen Heilpflanzen zur Verfügung. In diesen Heilpflanzen finden sich die stärksten und wirksamsten Arzneimittel, die je entdeckt wurden.

Selbst die Pharmaindustrie entstand aus dem Wissen über die Heilkräfte der Natur und schöpft noch heute daraus. 1828 begann die Firma Merck mit der fabrikmäßigen Produktion von Morphin aus Schlafmohn. Aspirin wurde von der Firma Bayer ab 1897 aus der Weidenrinde isoliert. Der Bakteriologe Alexander Flemming isolierte Penicillin aus Schimmelpilzen. Aus den Yamswurzeln isolieren die Pharmafirmen Diosgenin, ein Ausgangsmateriel für viele Hormone.

Da die Pharmaindustrie aber in der Regel einzelne Wirkstoffe isoliert, muss sie zwangsläufig auch starke Nebenwirkungen in Kauf nehmen. Im Gegensatz dazu wird in der Pflanzenheilkunde die gesamte Pflanze verwendet, wobei sich oft eventuelle Nebenwirkungen gegenseitig ausbalancieren. Das heilende Prinzip der Pflanzen beruht geradezu auf dem harmonischen Zusammenspiel all ihrer Inhaltsstoffe, selbst wenn für die Behandlung nur Teile (Wurzeln, Stängel, Blätter oder Blüten) verwendet werden.

Das innere Heilungszentrum: der Hypothalamus

Nach Hildegard verfügt jeder Mensch über ein inneres Heilungszentrum, das sie »rationalitas« nennt (von »ratio« = Vernunft), eine Art »spiritueller Intelligenz«: Dieses Zentrum der inneren Glückseligkeit, der Harmonie und der Gesundheit ist im Hypothalamus lokalisiert. Aus moderner Sicht ist dieses System ein komplexes Steuerungszentrum mit einem fein abgestimmten Zusammenspiel von Hormonen und Nervenströmen, mit denen die Seele den Körper steuert. Dazu gehören auch morphinähnliche Alkaloide, die sogenannten Endomorphine, Neurotransmitter mit dem Glückshormon Serotonin, Gamma-Aminobuttersäure (GABA), die an den Opiatrezeptoren andocken und ein Glücksgefühl auslösen. GABA befindet sich auch in den Edelkastanien, die man täglich essen sollte, u.a. um den Tiefschlaf zu begünstigen. Dopamin und Acetylcholin lösen eine entspannte Atmosphäre aus, wie sie auch durch Stille, Meditation und Gebet hervorgerufen wird.

Bei Stress und Wut werden vom Hypothalamus aus Adrenalin, Cortisol und Noradrenalin aktiviert. Der Hypothalamus reguliert auch die Hypophyse, die für die Steuerung der Sexualfunktionen zuständig ist. Dazu werden die Hormone Östradiol, das Powerhormon Progesteron, DHEA und Testosteron aktiviert.

Jede Frau sollte darauf achten, dass der Östrogenspiegel nicht durch die Einnahme der Antibabypille oder durch die Hormonersatztherapie in die Höhe schießt. Die dadurch freigesetzte Östrogendominanz kann sechs Krebsarten auslösen, u.a. Brustkrebs oder Darmkrebs. Als Gegenregulation sollte der Progesteronspiegel durch die Auswahl richtiger Hildegard-Lebensmittel gesteigert werden. Hierfür eignen sich u.a. die Gewürze Galgant, Bertram, Zimt und Griechenklee sowie Dinkel, Fenchel, Kürbis und Edelkastanien.

Und schließlich setzt der Hypothalamus auch das Wachstumshormon Somatotropin frei, das im Tiefschlaf die Regeneration von Knochen, Gelenken und Bindegewebe steuert. Wer gut und tief schlafen kann, wacht morgens schmerzfrei auf und fühlt sich, als könnte er Berge versetzen.

Hinzu kommt, dass diese biochemischen Prozesse in Wechselwirkung zu unseren Gedanken und Gefühlen stehen. So vermag der Hypothalamus allein durch unsere Gedanken, Gefühle und Stimmungen in Sekundenschnelle morphiumähnliche Alkaloide, Hormone sowie weitere Neurotransmitter bereitzustellen, um eine positive Stimmung auszulösen. Bei einem Mangel an Neurotransmittern treten beispielsweise Depressionen (Serotoninmangel) oder die Parkinson-Krankheit (Dopaminmangel) auf.

Da also der Gemütszustand Einfluss auf die körpereigene Biochemie hat und sowohl die Strukturen von Nervenzellen als auch die Zusammensetzung des Bluts und damit den Zustand der Organe bestimmt, wird unsere Gesundheit – neben einem achtsamen Umgang mit dem Körper und gesunder Ernährung – auch durch eine bewusst positive Einstellung gestärkt.

In den Hildegard-Lebensmitteln und Hildegard-Heilmitteln befinden sich wertvolle Ausgangssubstanzen für die Neurotransmitter und Hormone, um die Selbstheilungskräfte zu aktivieren: z. B. Tryptophan aus dem Dinkel für die Serotonin-Synthese oder das Powerhormon Progesteron aus Fenchel, Galgant oder Griechenklee sowie GABA in den Edelkastanien.

Mit Schwächen umgehen und sie in Stärken wandeln

Nach Hildegard brauchen wir bei Gesundheitsstörungen sowohl die passenden Arzneien als auch eine positive geistig-psychische Haltung, um mit den Dingen unseres Lebens angemessen fertigzuwerden und sie richtig einordnen zu können. Zu jeder ganzheitlichen Heilung gehört deshalb die Transformation persönlicher Schwächen in spirituelle Stärken. Dafür gibt es einen einfachen Leitfaden: Wir können davon ausgehen, dass unser wundester Punkt zugleich mit unserem stärksten Potenzial verknüpft ist. Wenn uns bewusst wird, wie viel Energie in einem Wutausbruch, in Angst- und Panikattacken frei wird, können wir auch ermessen, wie viel Energie uns zur Verfügung steht, um Leidvolles in Heilung zu verwandeln. In unseren tiefsten Wunden und Verletzungen sind wir zwar am meisten getroffen, aber in der Regel auch bereit für neue Wege, um die Fehler zu vermeiden, die uns in die Krankheit geführt haben. Jeder Schwächezustand bietet somit große Chancen, an die Quelle zu gelangen, aus der die Heilung fließt: die universelle göttliche Lebenskraft in der Schöpfung. Jede Krankheit, jede Verletzung, jedes Leiden drängt uns dazu, an eine Kraft anzuknüpfen, die größer ist als wir selber, um Probleme zu lösen, Dinge wieder in Ordnung zu bringen, Blockaden zu beseitigen und die verstopften Kanäle unserer Seele zu reinigen, damit die Heilungs- und Lebensenergie wieder fließen kann. Bei dieser heilsamen Innenschau, der persönlichen Auseinandersetzung mit Krankheit, Verletzung oder Krise sind Meditation, Fasten und Gebet hilfreich.

Der Hildegard-Aderlass: die Selbstheilung wecken

Es gibt kaum eine Krankheit, die man nicht mit dem Hildegard-Aderlass verhüten könnte. Der regelmäßige Aderlass erhöht das Gesundheitspotenzial durch die Bluterneuerung, beseitigt schädliche, krank machende Stoffe und Schleime, regt die Blutbildung an, entlastet durch Entgiftung die Organe Leber und Niere und sorgt für eine gute Durchblutung. Zum Beispiel wird das Gehirn durch den Aderlass um 80 Prozent besser durchblutet. Durch die sofortige Reinigung der Eiweiß- und Cholesterinspeicher in den Arterien werden die Blutgefäße gereinigt, wodurch innerhalb von Minuten nach dem Aderlass überhöhter Cholesterinspiegel sinkt und der Bluthochdruck fällt. Durch die Stimulierung des Immunsystems steigt die Abwehr gegen Infektionen oder Krebs, und durch die Aktivierung von neuen Stammzellen im roten Rückenmark bilden sich neue Zellen zur Regeneration von Blut, Nerven, Knochen oder für das Immunsystem.

Gesunde Ernährung

Wenn die Rede auf Hildegards Universalheiler und das beste Lebensmittel kommt, wird immer das Dinkelgetreide genannt, denn die Hildegard-Heilkunde beruht darauf, dass unsere Lebensmittel unsere Heilmittel sind, und der gut verdauliche Dinkel ist in dieser Hinsicht das Heilmittel Nummer eins. Aufgrund seiner wertvollen Eiweiße aus Tryptophan und Phenylalanin ist Dinkel am besten geeignet, das Nervensystem zu unterstützen, mit dem Mineralienreichtum die Gallensäure zu neutralisieren und als Präbiotikum für eine gesunde Darmflora zu sorgen. Die komplexen Kohlehydrate im Dinkel werden im Darm zu einfachen Fettsäuren – Essigsäure, Propionsäure und Buttersäure – abgebaut, die durch ihren schwach sauren pH-Wert genau das richtige Milieu für das Wachstum der Laktobakterien und Bifidusbakterien haben. Dinkel enthält alles, was der Mensch zum Leben braucht, die gesamte Konstitution des Menschen wird gestärkt.

Dinkelkost hat sich speziell bei der Behandlung chronischer Erkrankungen und unheilbarer Autoaggressionskrankheiten bewährt. Große Heilungserfolge lassen sich besonders bei Magen- und Darmstörungen verzeichnen. Außerdem gehört Dinkel mit seinem Mineralienreichtum zu den Antimelancholika der Hildegard-Heilkunde. Diese sind in der Lage, den Anteil von Gallensäure im Blut zu reduzieren, das heißt, Übersäuerung abzubauen oder zu verhindern, dass im Bindegewebe Entzündungen oder Krebswachstum stattfinden. »Keine Krankheit kann in einem basischen Milieu existieren – nicht einmal Krebs«, sagte Dr. Otto Warburg, der 1931 den Nobelpreis für Medizin erhielt. Durch die Ernährung mit Dinkel würde sich schlagartig die gesamte Volksgesundheit verbessern. 40 bis 45 Prozent aller Autoaggressionskrankheiten könnten allein durch die Dinkelernährung verhütet werden, darunter Herz-Kreislauf-Erkrankungen, Krebs, Diabetes, Magen- und Darmerkrankungen, insbesondere Darmentzündungen und Gluten-Allergien sowie Hautleiden. In einer wissenschaftlichen Forschungsarbeit wurden soeben die Heilkräfte im Dinkel untersucht, und es wurde gefunden, dass der Weizen durch die Züchtung, Genmanipulation und Mutantensprengung seine Heilkraft verloren hat (Dr. Marina Bisping: *Die Heilkräfte im Dinkel und Weizen,* Bonn, 2017).

Neben dem Dinkelgetreide gehören Obst und Gemüse zu den wichtigsten Lebensmitteln der Hildegard-Küche. Fleisch und Milchprodukte spielen eine untergeordnete Rolle.

Um schlank, lebensfroh und gesund zu bleiben oder es wieder zu werden, ist es empfehlenswert, dreimal täglich Dinkel in irgendeiner Form zu sich zu nehmen, etwa gleich morgens als Frühstücksbrei oder in Form von Brot, Pizza, Nudeln oder Suppe.

Gesundheitsstörungen behandeln mit ätherischen Ölen: Schafgarbe, Veilchen, Galgant und Bertram

Die in diesem Buch beschriebenen Heilpflanzen verdanken vor allem den ätherischen Ölen ihre einzigartige Wirkung. Dabei beruht die Heilkraft der ätherischen Öle auf ihrer leichten Resorption einerseits über die Haut und Schleimhaut und andererseits durch den Geruchssinn. So können sie im gesamten Organismus ihre Wirkung entfalten.

- Ätherische Öle haben eine antibakterielle, antivitale, antimykotische und antiseptische Wirkung. Über das Blut gelangen die ätherischen Öle zu den Organen und Körperzellen, wo sie das Eindringen von Bakterien, Viren, Pilzen oder Parasiten verhindern. Dabei bekämpfen sie im Gegensatz zu Antibiotika nicht nur Bakterien, sondern auch Viren und Pilze. Sie sind also in der Lage, Pilze und deren Sporen abzutöten und deren Wachstum zu verhindern.
- Ätherische Öle haben antiallergische Eigenschaften, weil sie die Zellmembranen der Mastzellen stabilisieren und dadurch die allergiebedingte vermehrte Histaminausschüttung reduzieren.
- Ätherische Öle haben entzündungshemmende, fiebersenkende und schmerzlindernde Eigenschaften, weil sie die Prostaglandinproduktion hemmen. Prostaglandine werden in geschädigtem Gewebe

ausgeschüttet und lösen Schmerzen, Entzündungen und Fieber aus.

- Ätherische Öle haben sekretolytische Eigenschaften. Sie regen die Schleimproduktion an und verflüssigen den Schleim zum Abhusten.
- Ätherische Öle haben hämolysefördernde Eigenschaften. Sie lösen Blutergüsse auf und beschleunigen den Abtransport der Zerfallsprodukte.
- Zusätzlich haben ätherische Öle auch eine antiseptische Wirkung; sie verhindern das Wachstum und die Verbreitung von Mikroorganismen.
- Ätherische Öle schützen vor Herzinfarkt und beseitigen Blähungen. Über die Schleimhäute gelangen ätherische Öle in Magen und Darm. Dabei wird die Magensaftsekretion angeregt, die Verdauung gefördert und der Appetit angeregt. Außerdem entspannt sich die Darmmuskulatur, die Blähungen entweichen und die Schmerzen eines eventuellen Roemheld-Syndroms lassen nach. Aber auch Angina-pectoris-Schmerzen, Herzrasen, Atemnot, Herzrhythmusstörungen und die Herzinfarktgefahr werden beseitigt. Ganz besonders wichtig, manchmal geradezu lebensrettend, sind hier die ätherischen Öle des Galgant. Einige Minuten nach Aufnahme durch die Mundschleimhaut entfalten sie eine krampflösende Wirkung auf die verstopften Herzkranzgefäße, und das Herz wird wieder mit Blut und Sauerstoff versorgt. Der Angina-pectoris-Anfall kommt zum Stillstand.
- Ätherische Öle aktivieren das vegetative Nervensystem. Die Haut steht in ständiger Verbindung mit dem zentralen Nervensystem (ZNS). Dort werden

Gefühle ausgelöst, wobei die ätherischen Öle die Produktion der Neurotransmitter Dopamin und Phenylalanin sowie des Glückshormons Serotonin aktivieren. Damit werden das emotionale Verhalten, die kognitive Leistung des Gehirns sowie die Sexualität gesteuert.

- Ätherische Öle aktivieren die Immunabwehr. Sobald die ätherischen Öle das Immunsystem erreichen, werden die Phagozyten (Fresszellen) zur Abwehr von Infektionen, die Krebsabwehr und die Selbstheilungskräfte des Körpers aktiviert.
- Ätherische Öle aktivieren das »Bauchgefühl«. Der Bauch mit seinem Verdauungssystem ist eng mit unserem Gehirn verbunden. Dazu stehen ihm über 100 Millionen Nervenzellen zur Verfügung, die den Darm umhüllen. 90 Prozent aller Neurotransmitter, zu denen auch Serotonin, Dopamin und die Endomorphine gehören, werden hier von den ätherischen Ölen aktiviert und über das Nervensystem zum limbischen System transportiert, wo sie über Gefühle, Zufriedenheit und über den Zustand unserer Seele entscheiden. Die ätherischen Öle haben daher auf alle Aspekte unseres seelischen Wohlbefindens und unserer körperlichen Gesundheit einen tief greifenden positiven Einfluss.

Vier starke Helfer

Hildegards visionäre Texte und ihre aktuellen Anwendungen

Bei Hildegard finden wir für jedes Naturheilmittel ganz präzise Heilaussagen, die aber erst durch unsere medizinischen Überlegungen zu den heutigen Indikationen führen.

Vom Galgant aus der Familie der Ingwergewächse schreibt sie:

Wer unter Herzschmerzen leidet oder wem eine Herz-Kreislauf-Schwäche (Ohnmacht) droht, der esse sofort eine ausreichende Menge Galgant, und es wird ihm besser gehen.

Es gibt nur eine Indikation, die nur ein Symptom hat: der Schmerz beim Angina-pectoris-Anfall. Aufgrund dieses Textes wurde der Galgant in den letzten 30 Jahren bei über 30 000 Patienten bei Angina pectoris mit Herzschmerzen, Herzschwindel und Herzschwäche erfolgreich eingesetzt. Galgant ist hierbei genauso wirksam wie Nitroglycerin, ebenso zur Verhütung von Herzinfarkt, Schlaganfall und Hörsturz – aber ohne Kopfschmerzen und Blutandrang wie beim Nitroglycerin.

Noch anschaulicher ist der Text über die Heilkraft von **Schafgarbe:**

Schafgarbe heilt innere und äußere Wunden … sie nimmt der Wunde die Fäulnis und heilt die Wunde.

Oder über die Heilkraft der **Veilchen:**
Salbe die Körperstelle mit Veilchensalbe da, wo der Krebs und andere Viren den Menschen verzehren. Und die Krebsauslöser werden sterben … auch andere Geschwüre, die den Menschen schmerzen, reibe man damit ein.
Und über die erstaunliche **Bertram**wurzel schrieb sie:
Bertram hat starke Heilkräfte bei allen Krankheiten, er verstärkt im Menschen den Verstand und die Intelligenzleistung.

Schafgarbe

bei Krankheit, Unfall, Operationen

Pflanzenporträt

Die Weiße Schafgarbe, *Achillea millefolium Linné,* gehört zur Familie der Korbblütler und ist auch unter folgenden Synonymen bekannt: Achilleskraut, Bauchwehkraut (Steiermark), Blutkraut, Blutstillkraut, Frauenkraut, Grundheil, Garbe-Chrut (Schweiz). Schafe fressen sie besonders gern, daher der deutsche Name.

Im lateinischen Namen spiegelt sich hingegen bereits die starke Heilkraft der Schafgarbe. *Achillea* – »Heilkraut des Achilles«, des stärksten Götterhelden der Griechen im Kampf gegen Troja. Achill war der Sohn der unsterblichen und schönen Nymphe Thetis und des sterblichen Königs Peleus. Damit er seinen Vater an Stärke noch übertraf, tauchte seine Mutter ihn als Kind kopfüber in den Unterweltfluss Styx, um ihn unverwundbar zu machen. Achilles, der Kampfheld, konnte sich daher bedenkenlos in jedes Schlachtgetümmel stürzen. Die Ferse, an der seine Mutter ihn festgehalten hatte, blieb seine einzige verletzbare Körperstelle. Achill war auch der Heilkunde mächtig und heilte alle Wunden nach den Kämpfen gegen die Trojaner mit der Schafgarbe.

Aussehen und Vorkommen

Die Schafgarbe ist eine mehrjährige, winterharte, robuste Pflanze, die in den gemäßigten Klimazonen von Europa, Amerika und Asien zu Hause ist. Sie wächst auf sonnigen, trockenen Wiesen sowie an Weg- und Feldrändern und ist auch auf Schutthalden zu finden. Sie kann sich stark verbreiten und erreicht eine Höhe von etwa 70 cm. Im Frühjahr treibt die Wurzel eine Rosette mit fiederigen Blättern. Die Blüten wachsen auf dem Stängel und sind weiß, manchmal auch rosa und sehr zahlreich und klein, eben *mille folia* – tausend Blüten. Verwendet werden Blüten und Blätter der Pflanze für innerliche und äußerliche Anwendungen.

Wichtiger Hinweis: Eine zu hohe Dosierung von Schafgarbe kann eine entgegengesetzte Wirkung auslösen. Patienten mit Überempfindlichkeit gegen Korbblütler (u. a. Arnika) sollten keine Schafgarbe anwenden. Schafgarbe kann als Kontaktallergen bei Berührung Hautausschlag auslösen. Bei Dauergebrauch kann die Lichtempfindlichkeit zunehmen.

Inhaltsstoffe und pharmakologische Wirkung

Generell bietet die Schafgarbe vor allem Schutz, und sie regt die Selbstverteidigung an: Erhöhung der Abwehrstärke, Wiederherstellung der Unversehrtheit, Bewahrung der Lebenskraft, Überwindung von Verletzungen. Die heilenden Eigenschaften der Schafgarbe resultieren aus dem harmonischen Zusammenspiel aller Inhaltsstoffe in den Blättern und Blüten. Alle zusammen tragen zu dem medizinischen Gesamtbild der Schafgarbe bei, das von Hildegard als Subtilität, Feinstofflichkeit oder aber auch als das heilende Prinzip beschrieben wurde. Dazu schreibt Hildegard: »Kein Mensch kann dieses Wissen von den heilenden Eigenschaften in der Natur erkennen, wenn es nicht von Gott geoffenbart wird.« Schließlich und endlich kann zwar jeder Naturstoffchemiker oder Pharmazeut die heilenden Inhaltsstoffe der Pflanzen isolieren, im Tierversuch untersuchen und am Patienten die medizinische Wirkung beobachten, aber der Heilungserfolg ist immer wieder ein großes Geheimnis, der nicht nur vom Heilmittel, sondern auch von der Einstellung des Patienten und vom Wissen und Einfühlungsvermögen des Arztes abhängt.

Die Ganzheit spüren: Das Ensemble bringt den Erfolg

Das Heilungsprinzip der Schafgarbe, das von seinen vielen Inhaltsstoffen bestimmt wird, wirkt auf den gesamten Organismus. Sie lässt sich sehr gut mit dem Gesamteindruck eines Schauspiels oder einer Oper und dem Zusammenspiel aller Sänger und Schauspieler vergleichen. Alle Mitglieder des Ensembles tragen zum Erfolg bei. Jede noch so kleine Rolle ist für den Gesamterfolg wichtig. Fällt auch nur ein Spieler – also ein Inhaltsstoff – aus, geht der Gesamteindruck verloren. Für die Schafgarbe gilt das ganz besonders, denn bis heute sind noch nicht alle ihre Inhaltsstoffe identifiziert.

Ätherisches Öl: Die entzündungshemmende und wundheilende Wirkung der Schafgarbe

Zu den Hauptbestandteilen der Schafgarbe gehört das Schafgarbenöl, eine besonders kostbare, wohlriechende Rarität. Dieses ätherische Öl hat viele Komponenten, davon bis zu 40 Prozent Azulen, ein blaues Öl, das auch in der Kamille vorkommt. Das azulenhaltige Öl lässt sich in weitere Einzelkomponenten aufteilen, zu denen neben 25 Prozent Chamazulen auch weitere Terpene und Sesquiterpene wie z. B. Pinen und Caryophyllen gehören. Als einziges Proazulen wurde bisher das Achillicin isoliert. Im azulenfreien Öl wurden weitere 42 Komponenten nachgewiesen, wovon bisher nur 24 identifiziert wurden. Die meisten sind wiederum Monoterpene oder Sesquiterpene mit bis zu 20 Prozent Campher, Cineol, Pinen und Caryophylen.

Die entzündungshemmende und wundheilende Wirkung der Schafgarbe wird von den Inhaltsstoffen Azulen und Chamazulen ausgeübt. Die Wirkung des Chamazulens ist durch zahlreiche pharmakologische und klinische Prüfungen belegt, wobei die Entzündungsreaktion durch Chamazulen gehemmt wird.

Die antibakterielle und antiseptische Wirkung der Schafgarbe

Das in der Schafgarbe vorhandene Azulen wirkt antiseptisch, desinfizierend und hat eine starke Wirkung gegen Bakterien, Viren, Pilze und Parasiten. In verschiedenen mikrobiologischen Testsystemen erwies sich das ätherische Schafgarbenöl mit seinen vielen Einzelbestandteilen – hier am stärksten das Bisabolol – hemmend gegen grampositive Keime wie Staphylo- und Streptokokken sowie gegen Dermatophyten (u. a. Candida albicans). Über eine Hemmwirkung auf Heliobacter pylori, ein Bakterium, das Magengeschwüre verursachen kann, wurde 2002 von einer St. Petersburger Arbeitsgruppe berichtet.

Bioflavonoide gegen stressbedingte Entzündungen und brüchige Blutgefäße

Von besonderer Bedeutung für die Wirkung der Schafgarbe sind die etwa 15 Bioflavonoide, u. a. Apigenin und Nutenolin, die als Antioxidanzien stressbedingte Sauerstoffradikale einfangen und beseitigen. Dadurch werden die Körperzellen vor Entzündungen, vorzeitigem Altern und vor Krebsausbruch geschützt.

Bioflavonoide werden auch als Vitamin P bezeichnet: P steht für Permeabilität oder Durchlässigkeit brüchiger Kapillaren und Gefäße. Durch sie ist die Schafgarbe in der Lage, Blutungen in Gefäßen, z. B. im Auge oder bei Krampfadern zu verhüten.

Diese Wirkung ist von entscheidender Bedeutung zum Schutz vor Infektionen, zur Krebsabwehr und zur Verhütung von sämtlichen Autoaggressionskrankheiten.

Chlorophyll als antiseptischer und blutbildender Wirkstoff

Die Schafgarbe hat antiseptische Eigenschaften gegen multiresistente Keime und kann damit schlecht heilende

Wunden, Abszesse sowie Geschwüre verschiedener Organe (Lunge, Gebärmutterhals, Haut, Magen und Darm) ausheilen.
Ein Faktor dafür ist das reichlich enthaltene Chlorophyll mit Magnesium als Zentralatom. Chlorophyll aktiviert den Zellstoffwechsel und trägt zur Reparatur und Regeneration von verletzten Zellen bei. Es kann auch einen anaphylaktischen Schock verhindern. Die Bildung neuer Blutzellen und die Wundheilung können durch Chlorophyll stimuliert werden. Insbesondere führt Chlorophyll zur Entgiftung von Gehirn und Leber.

Schafgarbe hat blutreinigende Eigenschaften

Schon in den alten Kräuterbüchern, wo die Schafgarbe als *Herba militaris* bezeichnet wurde, wird die Wirksamkeit der Schafgarbe bei der Wundbehandlung beschrieben. Die Pflanze kann Nasenbluten zum Stillstand bringen, aber auch Nasenbluten auslösen, um Kopfschmerzen zu beseitigen. Dioskurides bezeichnet die Schafgarbe als ausgezeichnetes Mittel gegen Blutflüsse, Geschwüre und Fisteln. Im Mittelalter wurde die Schafgarbe oft als Blutstillmittel gegen innere und äußerliche Wunden eingesetzt, bei Uterusblutungen, Nasenbluten, Hämorrhoidalblutungen, zu starken Monatsblutungen und Blasenbluten.

Die Bittermittel der Schafgarbe tonisieren ausgetrocknete Schleimhäute

Schafgarbe als Bittermittel hat eine große gesundheitliche Bedeutung, weil sie auf sanfte Weise die gesamte Verdauung saniert und ausgetrocknete Schleimhäute vom Mund bis zum Darmende zur Sekretion von Verdauungssäften anregt. Doch sie kann noch viel mehr, weil sie das Immunsystem stärkt und somit vor Infektionen und Autoaggressionskrankheiten schützt. Infolge ihres Bitterstoffgehalts ist die Schafgarbe auch bei chronischen Milzschwellungen oder Leberleiden (zum Abfluss der Gallenflüssigkeit) einsetzbar. Schließlich sind die Bitterstoffe der Schafgarbe auch in der Lage, den Körper vor Übersäuerung (Azidose) zu schützen, weil ein neutrales Bindegewebe der beste Schutz vor Autoaggressionskrankheiten ist. Im neutralen bis schwach basischen Bindegewebe wächst kein Krebs und gibt es auch keine Entzündungen.

Der pH-Wert lässt sich durch Kontrolle des Morgenurins mit pH-Papier sehr leicht messen. Bei Übersäuerung helfen Bitterstoffe und Mineralien, am besten Dinkel, Obst und Gemüse sowie eine basische Kalbsfußknochenbrühe.

Gerbstoffe für die Wundheilung

Die Tanningerbstoffe der Schafgarbe sorgen für die Granulation des Wundgewebes und somit für eine optimale Wundheilung.

Die Achimillic-Säure der Schafgarbe hat krebshemmende Eigenschaften

Drei japanische Wissenschaftler haben in der Schafgarbe auch noch drei krebshemmende Wirkstoffe entdeckt: Achimillic-Säure A, B und C. Im Tierversuch konnte die Wirkung bestätigt werden. In Übereinstimmung mit unseren Erfahrungen kann daher Schafgarbe zur Wundheilung, zur Infektionsprophylaxe und sogar zum Schutz vor Krebs eingesetzt werden.

Schafgarbe in der Hildegard-Heilkunde

Hildegard lobte die Schafgarbe, da sie »besondere und feine Kräfte für Wunden« habe. In moderner Zeit bewies dies der Salzburger Arzt Dr. Gottfried Hertzka. Ihm und seinen Entdeckungen in der Zeit nach dem Zweiten Weltkrieg ist es überhaupt zu verdanken, dass der Wissensschatz aus den Schriften der Hildegard von Bingen heute breite Anwendung findet.

Schafgarbe heilt innere und äußere Wunden

Viele Menschen litten in der Zeit nach dem Zweiten Weltkrieg unter infizierten Schussverletzungen, Amputationen und Wundheilungsstörungen. Antibiotika waren ja kaum zu bekommen, und so ging Dr. Hertzka auf die Wiesen, sammelte Schafgarbenblätter und -blüten, kochte sie in Wasser, ließ seine Patienten den

Schafgarbentee trinken und legte die Blätter und Blüten als sterile Kompresse direkt auf die vereiterten Wunden. Er verfuhr also nach den Anweisungen der heiligen Hildegard: »Schafgarbe heilt innere und äußere Wunden.«
Zu seinem großen Erstaunen sah er Großartiges: Bereits nach zehn Tagen verheilten die vereiterten Wunden problemlos. Er hatte die Schafgarbe als Wundheilmittel entdeckt.
Heute, 73 Jahre nach dieser Entdeckung, können wir an Tausenden von Patienten bestätigen, dass Schafgarbe in der Tat das beste Wundheilmittel bei allen Operationen ist. Sie lässt Operationswunden rasch und gründlich verheilen und sogar mit multiresistenten Staphylokokken infizierte Wunden ausheilen, bei denen Antibiotika versagen. Dr. Hertzka lieferte durch diese erstaunlichen Heilerfolge nicht nur den Beweis für die Wirksamkeit von Hildegards Ratschlägen. Mit dem einfachen und überzeugenden Schafgarberezept begann auch der Siegeszug der Hildegard-Heilkunde.

Schafgarbe heilt seelische Wunden

Die Schafgarbe heilt Verletzungen aus der Kindheit oder Pubertät oder nach Vergewaltigung, seelischem Schock nach Überfällen, Krieg, Folter und Gefangenschaft. Schafgarbe kann Ängste auflösen und hat sich als angstlösendes Mittel (Anxiolytikum) bewährt.
Bis heute gibt es kein einziges Psychopharmakon, das in der Lage ist, eine vergangene innere Verletzung auszuheilen. Die Schafgarbe hat das Potenzial, die verletzende

Vergangenheit abzuschließen, um einen neuen Anfang zu machen.
In Wein gelöst kann die pulverisierte Schafgarbe die Blut-Hirn-Schranke überwinden und zu einer sofortigen Veränderung der verletzten Nervenstrukturen führen. Dabei werden die aufeinander feuernden Nervenrezeptoren daran gehindert, weiterhin die eingefahrenen Verhaltens-, Denk- und Gefühlsreaktionen abzuspulen. Die sich daraufhin neu bildenden Nervenverbindungen sind die Grundlage für eine veränderte Wahrnehmung und dann auch innere Haltung. Man hat die Chance, nach vorn zu blicken und letztlich gestärkt aus dem traumatischen Erleben hervorzugehen. Die Resilienz, das heißt die Fähigkeit, sich durch Krisensituationen wieder aufzurichten, um stark und mutig zu werden, kommt hier voll zum Zuge, und das Selbstwertgefühl wird gestärkt. An eine Behandlung mit Schafgarbe in warmem Wein ist deshalb bei allen aggressiven, auch autoaggressiven Reaktionsmustern zu denken, die sich als Antwort auf permanente Verletzungen oder tiefe Demütigungen festgesetzt haben.
Schafgarbe ist generell ein großartiges Mittel für alle, die sehr empfindsam, dünnhäutig und verletzlich sind. Regelmäßig angewendet, schützt die Schafgarbe vor belastenden Eindrücken. Blockaden werden aufgelöst, und man wird in eine größere Wachheit und Selbstwahrnehmung hineingeführt. Dadurch ergeben sich neue Möglichkeiten einer Sensitivität und Offenheit in der Kommunikation. Die Schafgarbe regt auch die Arbeitslust an und versetzt sogar in euphorische Stimmung. Ängstliche Menschen können auf diese Weise ihre Furcht abstrei-

fen, aggressive, einsame oder scheue Menschen werden durch die Schafgarbe ermutigt, freier und ungezwungener auf andere zuzugehen.

Mittel und Rezepte

Schon das Auflegen einer Schafgarben-Kompresse führt zur raschen und guten Abheilung von Schnittverletzungen sowie von schlecht heilenden, vernachlässigten oder vereiterten Wunden, von (offenen) Geschwüren und Bestrahlungsschäden. Alte Wunden können sich schließen; Narben bilden sich weniger stark aus.

Die großen wundheilenden Eigenschaften der Schafgarbe kommen in herausragender Weise bei der Vorbereitung eines medizinischen Eingriffs zum Zuge. Hier bietet die Schafgarbe wertvollen Schutz, denn sie dient – innerlich und äußerlich angewendet – zur Prophylaxe von Komplikationen und zur Förderung des Heilungsprozesses. Die Selbstheilungskraft des Patienten wird angeregt, die Gefahr von Wundinfektionen verhindert, und die natürliche Gewebereparatur kann ihren Lauf nehmen. Keine Operation sollte deshalb ohne Schafgarbenschutz durchgeführt werden. Jeder aufgeschlossene Chirurg müsste daher daran interessiert sein, die Erfolge seines Könnens zu verbessern, indem er oder sie Wundinfektionen durch die Schafgarbenmethode verhütet.

Wer noch nie ein Wunder erlebt hat und beide Augen offen hält, kann an der simplen Schafgarbenheilung die

gewaltigen Heilkräfte der Natur studieren. Ich hätte nicht den Mut, dies zu schreiben, wenn ich nicht selber als pharmazeutischer Chemiker im Labor der Pharmaindustrie Antibiotika »gekocht« und sie in der klinischen Prüfung an kranken Patienten getestet hätte. Später als Heilpraktiker konnte ich bei Hunderten von Patienten ausgezeichnete Wundheilungen mit der Schafgarbenmethode miterleben.
Die innerliche Anwendung der Schafgarbe hat zudem eine große gesundheitliche Bedeutung für die gesamte Verdauung, vom Mund bis zum Ende des Darms. Die Sanierung des Verdauungstrakts und das Ausbalancieren des Säure-Basen-Gleichgewichts werden unterstützt. Damit ist das Immunsystem besser in der Lage, vor Infektionen und Autoaggressionskrankheiten zu schützen. Die Schafgarbe fördert außerdem den venösen Rückfluss des Bluts zum Herzen, wodurch sich der Kreislauf, speziell die Durchblutung der Beine, verbessert.

Weingeist, Oliven- und Rosenöl zur Wundreinigung

Jede Wunde, vor allem aber eine infizierte Wunde, muss vor der Heilung gereinigt werden. Dies gilt auch zur Vorbereitung einer Anwendung von Schafgarbe.

100 ml Weingeist (70 %iger Alkohol), 30 ml kalt gepresstes Olivenöl und 0,5 ml naturreines Rosenöl miteinander mischen.
Dann auf ein steriles Mulltuch auftragen, mit dem man die Wunde vorsichtig säubert und so für die Schafgarbenkompresse vorbereitet.

Schafgarbenblätter und -blüten

Schafgarbenkompresse zur Wundversorgung
Universalheilmittel bei schlecht heilenden, infizierten Wunden. Einsatzgebiete sind außerdem Bestrahlungsschäden, Geschwüre, Operationsnachbehandlung, Traumata (Gewalteinwirkung, Unfall), innerliche Verletzungen, offene infizierte Beingeschwüre, offene Krebsgeschwüre, Neurodermitis, Ekzeme, Schuppenflechte, Sonnenbrand. Infizierte Wunden mit Wundheilungsstörungen durch Krankenhauskeime (MRSA).

Zur Vorbereitung der Schafgarbenkompresse gibt man 1 EL Schafgarbenblätter und -blüten, frisch oder getrocknet, in 1 Tasse Wasser und kocht beides 3 Minuten lang auf. Dann das Wasser abseihen und die handwarmen Kräuter mit einer sterilen Kompresse etwa eine Stunde auf der Wunde befestigen, bis die Kräuter trocken sind.
Je nach Wundgröße wird diese Behandlung 3-mal täglich wiederholt, im Normalfall eine Woche lang, bei großen Wunden und bei Wundinfektionen zehn Tage lang. Möglichst nicht ganz trocken werden lassen (feuchte Wundbehandlung). Die meisten Wunden sind nach drei Tagen gereinigt und nach zehn Tagen verheilt.
Dr. Hertzka schrieb dazu: »Die Wundheilungen erfolgen tatsächlich so schön, dass ich sogar tetanusinfektionsverdächtige Wunden allein mit dieser Methode geheilt habe.«

Kompresse bei Nasenbluten

Für eine Kompresse braucht man 4 EL frische Schafgarbenblätter und -blüten und 2 EL frisches Dillkraut. Wer keine frischen Kräuter zur Hand hat, kann auch die getrockneten verwenden und sie mit Wein befeuchten. Bei Nasenbluten die vermischten Zutaten auf vier Baumwollsäckchen (Mullbinden oder Taschentücher aus Baumwolle verwenden) verteilen und über Stirn, Schläfen und Brust aufbinden. Mindestens eine Stunde liegen lassen, gegebenenfalls wiederholen, bis das Nasenbluten aufhört. Normalerweise ist die Wirkung schlagartig und rasant im Sinne eines Sekundenphänomens.

Schafgarbentee als Kur

Operationsschutz, unterstützt von innen den Heilprozess von Wunden, Zerrungen, Quetschungen oder Knochenbrüchen.
Viele Gesundheitsstörungen lassen sich durch die desinfizierende, krampflösende und ausgleichende Wirkung dieser Teekur gut behandeln, unter anderem Magen-Darm-Probleme, Koliken, Krämpfe, schmerzhafte und übermäßige Regelblutung, Brustschmerzen, Kopfschmerzen und Migräne, die durch Infektionen und Entzündungen bedingt sind, innere Blutungen, Nasenbluten, blutende Hämorrhoiden.

1 EL Schafgarbenblätter und -blüten mit 250 ml kochendem Wasser übergießen und 10 Minuten ziehen lassen. Abseihen und warm schluckweise trinken, 3-mal täglich 1–3 Tassen, 4 Wochen lang.

Die innerliche Behandlung mit Schafgarbentee wird vor und nach allen Operationen unbedingt angewendet, bei denen auch eine innere Wunde entsteht. Dadurch werden Komplikationen wie Thrombosen, Nachblutungen, eine Sepsis und Wundheilungsstörungen verhütet. Aber auch bei »bloßen« äußerlichen Eingriffen wie Nagelbettkorrekturen, Leberfleck- oder Warzenentfernungen ist diese Methode anzuraten. Die Kompressen kann man allemal noch danach auflegen.

Ob größere oder minimalinvasive Operation mit stationärem Aufenthalt oder ambulanter Eingriff – eine chirurgische Behandlung bedeutet für den Organismus des Patienten mehr oder weniger Stress, denn dabei wird ihm immer eine Wunde beigebracht, so sehr dies auch im Interesse der Gesundheit geschieht. Nicht nur der Körper, auch die Psyche des Patienten muss solch einen Eingriff verarbeiten. Diese Belastung für Körper, Geist und Seele kann auf verschiedenen Wegen aufgefangen werden, wobei die Schafgarbe in ihrer grundsätzlich ausgleichenden und wundheilenden Eigenschaft wahre Wunder wirkt.

Als Vorbereitung und Nachsorge medizinischer Eingriffe, inklusive Bestrahlungs- oder Chemotherapie, ist die Schafgarbe deshalb eine unverzichtbare Helferin. Man verwendet sie je nach Bedarf in Form von Tee, Kompresse oder Wundverband und in Kombination mit anderen starken Hildegard-Heilmitteln, wie etwa dem immunstimulierenden Wasserlinsen-Elixier.

Mit frischer Schafgarbe würzen

Wegen ihres Gehalts an Bitterstoffen, die Leber und Galle anregen, ist die Schafgarbe sehr verdauungsfreundlich. Außerdem schützen die Bitterstoffe der Schafgarbe den Körper vor Übersäuerung (Azidose), die viele, zum Teil autoaggressive Gesundheitsstörungen nach sich zieht. Die zarten jungen Blätter der Schafgarbe kann man im Frühjahr in Suppen, Salate, Dips und Kräuterbutter geben; sie verleihen den Speisen ein mild würziges Aroma. Jedoch ist die frische Schafgarbe sparsam zu verwenden. Die Tagesdosis sollte nicht mehr als ein bis zwei Teelöffel Schafgarbenblätter und -blüten betragen.

Schafgarbenpulver

Pulverisierte Schafgarbe (Blüten und Blätter) ist ein schnell einsetzbares Universalheilmittel bei innerlichen Verwundungen, Quetschungen, Rissverletzungen, Brüchen durch Trauma (Gewalteinwirkung, Unfall).
Als Erste Hilfe trinkt man 3–4 Msp. Schafgarbenpulver in 250 ml heißem Wasser.
Wenn es besser geht, nimmt man dieses Schafgarbenpulver in warmem Wein (siehe unter »Schafgarbenwein«) bis zur vollständigen Heilung.

Die blutstillende Wirkung der Schafgarbe ist rasch und hat eine reinigende Wirkung auf Leib und Seele. Besonders das Gehirn reinigt sich über die Nase durch einen »inneren Aderlass«. Die Ursachen und die Behandlung innerer Blutung beschreibt Hildegard in ihrem medizinischen Lehrbuch *Causae et Curae*. Ihrer Ansicht zufolge ist z. B. das Nasenbluten ein Befreiungsschlag des Körpers gegen inneren Druck und seelische Unterdrückung, z. B. gegen die Feigheit, Gefühle zu zeigen und herauszulassen: »Bei Menschen, die sehr zornig, zügellos oder eigensinnig sind, dies aber aus Mangel an Mut, aus Furcht, Scham, oder Ungeschicktheit nicht nach außen zeigen, zerbersten die kleinen Blutgefäße im Gehirn, am Hals oder in der Brust (Herzinfarkt), wobei das Blut aus der Nase ausläuft.«

Keine Operation ohne Schafgarbenschutz

Drei Tage vor einer OP und sieben Tage danach 1-mal täglich eine Tasse Schafgarbentee trinken.
Dazu ½ TL Schafgarbenpulver mit 250 ml kochendem Wasser übergießen, verrühren und 10 Minuten ziehen lassen, dann warm schluckweise trinken.
Nach der OP den Tee aus Schafgarbenpulver wie angegeben zubereiten und 10 Tage lang trinken.
Nach einer OP kann auch bis zu 1 l Schafgarbentee getrunken werden. Dazu 3 EL Schafgarbenpulver in 1 l Wasser 2 Minuten aufkochen, abseihen und über den Tag verteilt trinken.

Schafgarbenöl

Das aus der Schafgarbe mit Wasserdampfdestillation gewonnene dunkelblaue naturreine ätherische Öl (nur im Bioladen erhältlich) hat eine antibakterielle und wundheilende Wirkung. Es verhindert eine Entzündung und beschleunigt die Heilung von Wunden, Ekzemen und Pickeln. Auch nach Bestrahlungen oder Chemotherapie hilft Schafgarbenöl, um die empfindliche Haut wieder aufzubauen.

Schafgarbenöl für Voll- oder Teilbäder

Einige Tropfen des unverdünnten Schafgarbenöls in ein 38 Grad warmes Voll- oder Fußbad geben. 2- bis 3-mal wöchentlich 20 Minuten baden.
Alternativ 100 g Schafgarbenblätter und -blüten mit 1 l kochendem Wasser übergießen und 20 Minuten ziehen lassen, abgießen und den Absud in ein 38 Grad warmes Vollbad geben.

Massage mit Schafgarbenöl

Eine Massage mit Schafgarbenöl wirkt stark entspannend und hilft bei Verkrampfungen, Kopf- und Bauchschmerzen sowie Unterleibskoliken.
Für die Massage wird das Öl der Schafgarbe verdünnt, und zwar ausnahmslos mit Olivenöl im Verhältnis 1 : 10.

Aromatherapie und Inhalation mit Schafgarbenöl

Zur Unterstützung bei Infektionen, einem angeschlagenen Immunsystem, bei schwachen Nerven und Ängstlichkeit einige Tropfen unverdünntes Schafgarbenöl in die Duftlampe geben und verdampfen lassen. Über die Nase erreichen Duftmoleküle direkt das Gehirn; so

verhilft die Schafgarbe auch auf diesem Weg zu mehr Stabilität und Abwehrkraft. Angefangen bei einer Erkältung über Heuschnupfen bis zu leichtem Asthma lindert die Schafgarbe auch Probleme der Atemwegsorgane. Die entspannende und desinfizierende Wirkung hat auch günstigen Einfluss auf die Haut und verhilft zu einem klaren Teint. Für eine Inhalation 3 EL Schafgarbenblätter und -blüten in einen Topf oder eine große Schale geben und mit 1 l kochendem Wasser übergießen.
Sich über das Gefäß beugen, Kopf mit einem Badetuch abdecken und den aufsteigenden Dampf inhalieren. 1- bis 2-mal täglich, bis Besserung eintritt.

Schafgarbensalbe (Handelsname: Virita Blue)

Eine spezielle Heilsalbe aus Schafgarben- und Kokosöl bietet eine weitere Möglichkeit, die Hautregeneration und Wundheilung bei schwer heilenden Wunden zu unterstützen, Infektionen zu verhindern und Bestrahlungsschäden zu vermeiden oder zu lindern. Kokosöl als Salbengrundlage verstärkt die desinfizierende, antibiotische und krebshemmende Wirkung des Schafgarbenöls. Auch bei Sonnenbrand und als Prophylaxe oder Nachsorge, speziell bei Hautkrebs, hat sie sich bewährt.
Die Salbe 3-mal täglich auf die betroffenen Hautpartien oder die Narbe beziehungsweise um den Rand einer offenen Wunde auftragen. Erst wenn die Wunde geschlossen ist, kann auch direkt das ehemalige Wundgebiet spiralförmig einmassiert werden.

Schafgarbenpresssaft

Zur allgemeinen Kräftigung und Unterstützung der Wundheilung kann die Schafgarbe auch in Saftform eingenommen werden. Der Presssaft (Fa. Bombastus) empfiehlt sich wegen der entzündungshemmenden Eigenschaften außerdem bei Magen-Darm-Störungen und Rheuma.
2-mal täglich 1 EL in eine Tasse Schafgarben- oder Fencheltee geben und zu den Mahlzeiten trinken.

Schafgarbenwein

Bis heute gibt es kein einziges Psychopharmakon, das in der Lage ist, vergangene innere Verletzungen abzuschließen oder auszuheilen. Die Schafgarbe hat das Potenzial, mit der verletzenden Vergangenheit Schluss zu machen.
Der Schafgarbenwein ist ein Universalmittel zur psychischen Stabilisierung vor und nach Verletzungen und Krisen, seelischen Wunden aufgrund von Kränkung, Diskriminierung, Mobbing, Enttäuschung, Trennung oder Liebeskummer.
Auch jede körperliche Verletzung, jede Erfahrung äußerer Gewalt wie Vergewaltigung, Überfälle, Krieg, Folter und Gefangenschaft führt zu einer Veränderung der Gedanken und Gefühle.
1 TL Schafgarbenpulver (Blätter und Blüten) mit 0,25 ml Rotwein 1 Minute kräftig aufkochen. Nicht abseihen, warm schluckweise trinken.

Der Wein als Transportmittel erhöht die Tiefenwirkung der Schafgarbe, weil ihre Wirkstoffe so tiefer ins Gehirn eindringen und dort ihre Wirkung entfalten können. Wein, vorzugsweise Rotwein, hat die Eigenschaft, dass er die Gefäße erweitert, die Durchblutung anregt und vor allem hirngängig ist und somit gerade auch den psychischen Heilungserfolg bei seelischen Verletzungen unterstützt. In Verbindung mit der Psychotherapie der Hildegard von Bingen können so eine Ausheilung sowie ein zukünftiger Schutz vor seelischen Verletzungen stattfinden.

Fallgeschichten, Erfahrungsberichte

Schafgarbe bei antibiotikaresistenter Streptokokken-Infektion

Der amerikanischen Kardiologe und Erfinder der Bypass-Technik, Prof. Dr. Michael Ellis DeBakey, hat über 70 000 Herzoperationen durchgeführt. Mit 97 Jahren erlitt er selber ein Aortenaneurysma, das in 98 Prozent aller Fälle tödlich verläuft. Die weltbesten Gefäßchirurgen in seinem Krankenhaus in Houston, Texas, haben ihn gerettet. Allerdings erlebte er danach eine Wundheilungsstörung durch resistente Krankenhauskeime. Kein Antibiotikum der Welt konnte ihn heilen. Dann kam die Hildegard-Medizin zum Einsatz.

Die Wunde, die sich zwei Jahre lang immer wieder schloss und öffnete, wurde mit Schafgarbenkompressen behandelt. Sie schloss sich komplett nach einer Woche

Behandlung und heilte innerhalb von acht Monaten vollständig aus. »Bemerkenswerterweise kostete die Behandlung nur sechs Dollar«, schrieb der glückliche Patient.

Prof. DeBakey war von der Hildegard-Medizin außerordentlich begeistert. Er lud mich, sein Team und seine Freunde zu einem Hildegard-Colloquium an seine Universität nach Houston, Texas, ein, um die Methoden der Hildegard-Heilkunde in den USA bekannt zu machen. Daraus wurde leider nichts, da er sich kurz vor seinem 100. Geburtstag einer Prostata-Operation unterzog und drei Tage danach verstarb.

Schafgarbenpulver bei Virus-Augeninfektion

Eine Apothekerin ging zum ersten Mal in ihrem Leben in eine angesehene Augenarztpraxis, um ihren Augeninnendruck überprüfen zu lassen. Zwei Tage danach entwickelte sich eine heftige, schmerzhafte Infektion mit zwei schwer geschwollenen Augäpfeln. Der Augenarzt schickte die Patientin aus seiner Praxis mit der Begründung, sie sei jetzt hoch ansteckend und dürfe zwei Wochen lang seine Praxis nicht mehr betreten. Daraufhin suchte die Patientin, der bereits aus dem rechten Auge blutiges Sekret lief, einen anderen Augenarzt auf. Dieser empfing sie mit den Worten, dass sie sich ein ganz aggressives Virus eingefangen habe und er dagegen nichts habe. Da würden sich jetzt gerade die Viren durch ein Blutgefäß im Bindehautsack beißen.

»Beißen« – das war für die Apothekerin das Stichwort für die Schafgarbe, weil nach Hildegard von Bingen

»beißen« eine Indikation für »innere Verletzungen« ist. Durch die folgenden Hildegard-Heilmittel konnte die Infektion innerhalb von acht Tagen zur Heilung gebracht werden: Schafgarbenpulver in Wasser, Wasserlinsen-Elixier zur Immunstimulation, mehrmals täglich Galganttabletten, Galgantwasser mit Himbeersaft, einfache Rebtropfen als Balsam für die geschwollenen Augen.

Zwei Wochen später inspizierte der Arzt wiederum die Augen und konnte zu seinem größten Erstaunen keine einzige Narbe finden: »Was haben Sie gemacht? Ich sehe ja keine Narben auf der Hornhaut, die Sie bei dieser schweren Infektion haben müssten!«

Bei einer anderen Patientin, die die Hildegard-Heilmittel noch nicht kannte, hat dieselbe aggressive Herpes-zoster-Infektion im Auge zur Erblindung geführt. Die Augenklinik konnte die Infektion nur zum Stillstand bringen, indem sie das Auge entfernte und durch ein Glasauge ersetzte.

Operation unter Schafgarbenschutz

Eine Pianistin stürzte bei einem Abendspaziergang und zog sich einen Trümmerbruch am rechten Ellbogengelenk zu. Der Bruch wurde sofort mit sämtlichen Wundheilmitteln aus der Hildegard-Heilkunde behandelt: Schafgarbenpulver, Hirschzungen-Elixier zur Lymphdrainage, Wasserlinsen-Elixier zur Aktivierung der körpereigenen Abwehrkräfte.

Der Ellbogen war vom Trizepsmuskel in den Oberarm gezogen, sodass eine Notfalloperation mit Implantation von einer Olegranonplatte durchgeführt werden musste. Zum Erstaunen des Unfallchirurgen verheilte die Operationswunde trotz Drainageverletzung innerhalb von zehn Tagen ohne Wundinfektion und ohne sichtbare Narbenbildung. Bereits nach vier Monaten war der Bruch so gut verheilt, dass die Metallteile, wiederum unter Schafgarbenschutz, entfernt werden konnten. Auch jetzt nahm sie wieder zehn Tage lang täglich Schafgarbentee mit Pulver ein, und die Wunde wurde mit Veilchencreme gepflegt. Keine Entzündung, keine Wundinfektion! Die Pianistin konnte wenige Monate später schon wieder Konzerte geben.

Schafgarbe bei Wundheilungsstörungen

Ein Mann wurde wegen einer offenen infizierten Wunde über einer Krampfader am Knöchel fachärztlich mit Antibiotika und Antiseptika behandelt, was jedoch erfolglos blieb. Er musste daraufhin ins Krankenhaus eingeliefert werden. Trotz aller Bemühungen wollte die Wunde sich nicht schließen, nässte und blieb infiziert. Nun begann die Behandlung mit den Schafgarbenkompressen und dem Schafgarbentee (mit Pulver) nach den Regeln der Hildegard-Heilkunde. Die Kompressen wurden mehrmals täglich erneuert und blieben zeitweise einige Stunden liegen, bis sie ausgetrocknet waren. Dann wurden neue Kompressen angelegt. Bereits nach einer Woche war die Wunde nicht mehr infiziert und begann zu heilen. Nach der zweiten Woche war sie fast geschlossenen. Da der Wundrand sich noch ein wenig gerötet und entzündet zeigte, wurde dort Veilchensalbe einmassiert. Nach weiteren drei Tagen war alles vollständig abgeheilt.

Schafgarbentee bei Sinusitisoperation

Eine Patientin musste wegen einer chronischen Sinusitis operiert werden. Zur Vorbereitung trank sie täglich drei Tage vor der Operation drei Messerspitzen Schafgarbe in Schafgarbentee, ebenso auch zehn Tage lang nach der Operation. Obwohl bei dieser Operation der Tränenkanal verletzt wurde, traten bei dieser Patientin am Tag nach der Operation keine Schmerzen und keine Schwellungen auf. Nach zehn Tagen waren die Wunden vollständig verheilt. Der HNO-Arzt bewunderte das Operationsergebnis mit der Aussage, dass er so etwas noch nie gesehen habe.

Die Patientin berichtete ihm daher, dass er die Operation unter Schafgarbenschutz durchgeführt hatte. Der Arzt tat dies, nachdem er sich gerade lobend über die gute Wundheilung geäußert hatte, mit der paradoxen Bemerkung ab, dass er davon nichts halte.

Schafgarbe nach antibiotikaresistenter Wundinfektion

Eine Frau geriet auf dem Stuttgarter Hauptbahnhof unter einen Zug, sodass ihr Oberschenkel im Krankenhaus amputiert werden musste. Durch eine Wundinfektion blieb die Wunde am Stumpf offen, eiterte und reagierte allergisch auf alle möglichen Medikamente. Die Patientin lag insgesamt sechs Wochen auf der Intensivstation und hat alle antibiotischen Behandlungsmöglichkeiten über sich ergehen lassen, die die Krankenhausinfektion jedoch nicht ausheilen konnten. Schließlich wurde sie mit einer infizierten Oberschenkelwunde entlassen. Zu Hause behandelte sie sich nach Hildegard von Bingen selber mit Schafgarbenkompressen aus Blüten und Blättern, Schafgarbenpulver und Schafgarbentee. Unter dieser Behandlung reinigte sich die Wunde nicht nur rasch, sondern auch die Wundinfektion am Stumpf klang ab, und nach zehn Tagen war die Wunde verschlossen, sodass die Patientin später eine Unterschenkelprothese tragen konnte. Die Wunde ist bis heute immer noch gut verheilt.

Schafgarbensalbe Virita Blue bei vereitertem Beingeschwür

Eine Patientin mit einem offenen, handtellergroßen, vereiterten Beingeschwür wurde drei Wochen lang nach den Regeln der Schulmedizin im Krankenhaus ergebnislos behandelt. Danach wurde sie nach Hause entlassen. Die Schmerzen wurden zunächst mit Morphin beseitigt, was aber zu Verstopfung führte.

Anschließend begann die Hildegard-Behandlung, und es wurden dreimal täglich Mullkompressen mit Virita Blue aufgelegt. Die Schmerzen ließen sofort nach; es brauchte kein Morphin mehr eingesetzt zu werden. Die Wunde reinigte sich rasch durch die Schafgarbenbehandlung, und nach zehn Tagen war die Wunde geschlossen. Zusätzlich trank sie täglich einen Liter Schafgarbentee und stellte ihre Ernährung auf dreimal täglich Dinkelkost um.

Schafgarbe als Antiseptikum bei offenen Beinen

Eine Frau litt seit acht Jahren unter offenen Beinen (Ulcus cruris). Die infizierte Wunde wurde ohne jeden Erfolg nach allen Regeln der schulmedizinischen Kunst behandelt, aber weder Antibiotika noch Antiseptika zeigten eine Wirkung. Selbst die teuren Hydrokolloidverbände brachten keinen Erfolg. Die Wunde eiterte weiter. Schließlich willigten die Ärzte ein, dass die leitende Stationsschwester – eine Kennerin der Hildegard-Heilkunde – die Wunde mit Schafgarbenkompressen behandeln durfte. Die Kompresse wurde dreimal täglich erneuert, außerdem wurde Schafgarbentee verabreicht. Jeden Tag sah man, wie die Wunde sich reinigte. Nach drei Wochen war sie vollständig zugeheilt.

Schafgarbenschutz bei lebensgefährlichen inneren Blutungen

Ein Mann musste sich einer Bruchoperation unterziehen und hatte sich drei Tage zuvor mit Schafgarbentee darauf vorbereitet. Bei der Operation wurde eine Arterie verletzt, es kam zu lebensgefährlichen inneren Blutungen. Nach der OP war die Bauchdecke blauschwarz angelaufen, beim Patienten traten Schüttelfrost und so heftige Bauchschmerzen auf, dass er glaubte, sein letztes Stündlein habe geschlagen. Der Bluterguss war so groß, dass gleich nachoperiert und eine Drainage angelegt werden musste. Der Patient trank nach der Operation täglich seinen Schafgarbentee mit drei Messerspitzen Schafgarbenpulver. Nach fünf Tagen fühlte er sich wieder viel besser, er war dankbar und zufrieden, dass er alles überlebt hatte.

Schafgarbentee als Strahlenschutz bei Radiojodtherapie

Eine Frau musste wegen eines sogenannten heißen Knotens in der Schilddrüse unter strenger Isolierung im Krankenhaus mit Radiojod behandelt werden. Täglich trank sie dabei einen Liter Schafgarbentee und war dadurch so »strahlenfrei«, dass sie bereits zwei Tage nach Ende der Behandlung entlassen werden konnte. Normalerweise dauert die Isolierung nach solch einer Strahlentherapie neun bis zehn Tage.

Schafgarbe nach Bestrahlung

Eine Frau litt seit Jahren unter Bestrahlungsschäden. Auf die Salbe der Klinik reagierte sie allergisch. Eine vorübergehende Besserung erreichte sie mit Zinnkraut und Ringelblumensalbe. Bei jeder Beanspruchung riss die Haut jedoch wieder ein, und die Behandlung begann von Neuem. Nach Umstellung auf Dinkelkost behandelte sie die Haut mit Veilchencreme und trank täglich Schafgarbentee. Darauf heilte der Strahlenschaden innerhalb von vier Wochen.

Schafgarbe bei seelischen Verletzungen

Bei einer Patientin kam es zu einer starken Basedow-Erkrankung mit den typischen Erscheinungen einer starken Schilddrüsenüberfunktion, Strumabildung,

Rhythmusstörungen und hervorstehenden Augen. Die Krankheit war durch eine Scheidung und die damit einhergehenden seelischen Verletzungen ausgelöst worden. Die Schilddrüsenüberfunktion konnte nur noch mit einer hohen Dosis von 4 Tabletten Carbimazol in den Griff bekommen werden, aber sämtliche Schilddrüsenwerte waren außer Rand und Band. Durch die Hildegard-Behandlung konnte die Patientin die Carbimazol von 4 auf 1 Tablette reduzieren, wodurch die Nebenwirkungen auf ein erträgliches Maß zurückgingen. Dann kamen sowohl die Hildegard'sche Darmsanierung, der Aderlass, die Reduzierung des Schilddrüsenumfanges durch Bergkristalle sowie das hormonregulierende Hirschzungen-Elixier zum Einsatz.
Zur Beseitigung der durch die Scheidung ausgelösten inneren Verletzungen führte sie eine dreimonatige Schafgarbentherapie durch, die wesentlich dazu beitrug, dass das vergangene seelische Trauma im täglichen Leben der Patientin seinen Einfluss verlor. Sie lernte mit ihrer Vergangenheit abzuschließen und ihren inneren Verletzungen keine Bedeutung mehr einzuräumen und für ihr tägliches Leben eigene Verantwortung zu übernehmen.

Veilchen

Universalheilmittel bei Hautentzündungen, Lymphknotenschwellungen, Zysten, Haut- und Brustkrebs

Pflanzenporträt

Das für die Hildegard-Heilkunde relevante echte wohlriechende Veilchen (*Viola odorata*) gehört zur großen Pflanzenfamilie der Veilchengewächse (*Violaceae*). Das kleine Veilchen ist ein großer Helfer bei Angriffen auf Haut und Bindegewebe und in der Wundheilung. Es besitzt die Kraft, das Krebswachstum in Schach zu halten. Die Verkleinerungsform im Namen sollte nicht darüber hinwegtäuschen, dass im Veilchen große Kräfte stecken. Der Name stammt aus dem Frühneuhochdeutschen »feil«, was zum Mittelhochdeutschen *viel* und *viol* wurde, entlehnt aus dem Lateinischen *viola*.

Die violetten Blüten dieses Frühlingsboten sind in ihrer sprichwörtlichen Veilchenfarbe genauso wie der Duft sehr anziehend. Sein Anblick schenkt einfach gute Laune; und in vergangenen Jahrhunderten war es durchaus Mode, gegen Melancholie einen Veilchenstrauß an der Brust zu tragen. Doch die Bescheidenheit und Demut, die das Veilchen in der traditionellen Blumensprache symbolisiert, sind kombiniert mit Durchsetzung und Kampfesmut, was sich jedem erschließen wird, der sich näher mit dem Veilchen befasst. Dies können wir heutzutage als gutes Omen für die Wirksamkeit des Veilchens in der ganzheitlichen Krebstherapie betrachten.

Das Veilchen spornt dazu an, wieder gesund zu werden und Wunden zu schließen. Innere Kraft und Lebensfreude werden geweckt, ähnlich einem Frühlingserwachen. Ein Blick in den violett-weißen Blütenkelch mit den roten Fasern offenbart aus Sicht der Signatur-Lehre eine blutende Wunde, die heilen will.

Aussehen und Vorkommen

Die anspruchslose Pflanze mit herzförmigen, gestielten Blättern und violetten Blüten besitzt einen kriechenden Wurzelstock mit zahlreichen Ausläufern, was die Vermehrung begünstigt. Es bilden sich außerdem Samenkapseln aus, die eine üppige Selbstaussaat ermöglichen. So konnte sich das Veilchen aus dem Mittelmeergebiet, seiner ursprünglichen Heimat, im Lauf der Zeit über ganz Europa ausdehnen. Das Veilchen gedeiht im Halbschatten, vorzugsweise in Laubwäldern sowie an Hecken- und Wiesenrändern.

Zu Heilzwecken werden das Blatt und die Blüte sowie die Wurzel, in der die meisten heilkräftigen Wirkstoffe stecken, verwendet – innerlich als Tee, Sirup oder Salatbeigabe sowie als Duftessenz, äußerlich als Tinktur und Salbe.

Der in der Virita-Körperpflege verwendete Veilchensaft im Veilchenblütenwasser wird beim Auspressen der

Blätter, Blüten und Veilchenwurzel gewonnen. In den Wurzeln befinden sich die Tannine, die als natürliches Konservierungsmittel dem Veilchenblütenwasser eine Haltbarkeit von zwölf Jahren verleihen! Außerdem befinden sich in den Wurzeln auch noch Saponine, mit denen sich das Veilchen vor Pilzbefall schützt.

Wichtiger Hinweis: Dieser Veilchensaft darf nicht mit dem in der Hildegard-Veilchensalbe verwendeten Veilchensaft verwechselt werden, der ausschließlich beim Auspressen der Blätter und Blüten des Duftveilchens (Viola odorata) entsteht.

Inhaltsstoffe und pharmakologische Wirkung

Das feine, kleine duftende Veilchen ist genauso wie andere Heilpflanzen in seiner Gesamtheit einem erstaunlich vielseitigen chemischen Labor vergleichbar, das höchst effiziente Wirkstoffe hervorzubringen vermag, auf denen die Wirksamkeit der Veilchenprodukte beruht.

Veilchen sind das allerstärkste Wundheilmittel, wenn es darum geht, Hautkrankheiten zu heilen oder den Körper vor Schwellungen, Knoten, Warzen und krebsartigen Entartungen zu schützen. Die tägliche Anwendung erhöht die Abwehrkraft und Vitalität der Haut und schafft ein Hautgefühl, das sich angenehm auf Leib und Seele auswirkt.

Ätherische Öle im Veilchen haben antiseptische, antibakterielle und antivirale Eigenschaften, die die Wundheilung fördern und vor Infektionen schützen

Im Blütenöl des Veilchens befinden sich die ätherischen Öle mit dem charakteristischen veilchenartigen Geruch. Sie bestehen zu 10 bis 20 Prozent aus Ironen mit einer ausgeprägten entzündungshemmenden Wirkung als Sauerstoffradikalfänger. Die entzündungshemmenden Eigenschaften des Veilchens konnten im Tierversuch bewiesen werden. Wegen dieser starken Wirkung können die ätherischen Öle im Veilchen Entzündungen beseitigen, die Wundheilung stimulieren und Schmerzen beseitigen. Darüber hinaus befinden sich im ätherischen Öl Myristinsäure, aromatische Aldehyde und Ketone sowie Terpene und Sesquiterpene, die die Abwehrkräfte steigern und die Gesundheit verbessern können. Sie hemmen alle zusammen das Wachstum von Bakterien, Viren, Pilzen und Parasiten. Doch nicht nur über die Nase, sondern auch über die Haut üben die ätherischen Veilchenöle eine starke Wirkung auf unseren Organismus aus, angefangen bei der Nervenberuhigung und Stimmungsaufhellung über die Lösung von Kopfschmerz und Migräne. Außerdem stärken die ätherischen Öle den äußersten Schutzmantel der Haut und unterstützen die körpereigene Abwehrkraft der Haut gegen Mikroorganismen und Umwelteinflüsse.

Das Alkaloid Violin und die Veilchen-Inhaltsstoffe Eugenol, Ferulicsäure, Kampferol, Quercetin, Scopoletin haben wundheilende und krebshemmende Eigenschaften

Alle Veilchen-Pflanzenteile enthalten das antitumoröse Alkaloid Violin. Die antikarzinogenen Inhaltsstoffe Eugenol, Ferulicsäure, Kampferol, Quercetin, Scopoletin helfen gegen alle Krebskrankheiten. Das Eugenol, ein nach Nelken riechendes Aromat, wirkt antibakteriell, antifungal gegen Candida, akarizid gegen Milben und Zecken und Insekten. Beim Menschen wirkt Eugenol außerdem schmerzstillend und entzündungshemmend.

Salizylsäure hilft bei der Schmerzlinderung

Veilchen enthalten Salizylsäure, eine Vorstufe von Aspirin, wodurch Kopfschmerzen, Migräne und Ohnmachtsanfälle beseitigt werden können. Die Salizylsäure, die in den Veilchen als Zuckerverbindung vorliegt, hat eine stärkere schmerzlindernde Wirkung als alle anderen Salizylsäuren, die sich vor allem in der Weiden-, Pappel- und Espenrinde befinden.

Anthocyane und Bioflavonoide des Veilchens haben entzündungshemmende und antitumoröse Eigenschaften

Von besonderer Bedeutung sind die Bioflavonoide Rutosid (Violaquercetin), das Anthocyan Violanin (Glykosid des Delphinidins) und das Glykosid des Cyanidin (Gauin), die alle drei als starke Antioxidanzien wirksam sind und somit stressbedingte Sauerstoffradikale aus dem Wundgebiet einfangen und vernichten. Dadurch

werden die Körperzellen vor Entzündungen und vorzeitigem Altern sowie vor Krebsausbruch geschützt. Bioflavonoide und ätherische Öle schützen vor Krebs und töten Tumorzellen ab.
Freie Radikale greifen autoaggressiv alle Körperzellen an und zerstören die Zellwände, wodurch die Zellwände entzünden und Keime, Bakterien, Viren, Onkogene durch die Zellwände eindringen und den Zellkern angreifen. Auf diese Weise werden sämtliche Autoaggressionskrankheiten ausgelöst, u.a. Herzinfarkt, Schlaganfall, Krebs, Rheuma, Diabetes, Alzheimer. Theoretisch kann so jede Körperzelle angegriffen und zerstört werden. Auch die Zellwände der roten Blutkörperchen, wodurch sie ihre runde Form verlieren, aneinander verkleben, Thrombose oder Embolie auslösen und die Fähigkeit verlieren, Sauerstoff zu transportieren.
Bereits 1966 hat der Arzt und Nobelpreisträger Dr. Otto Warburg bei der Nobelpreisträger-Tagung in Lindau (Bodensee) darauf hingewiesen, dass alle Autoaggressionskrankheiten durch einen Sauerstoffmangel entstehen. Krankheiten und Sauerstoff können nicht gleichzeitig im Körper sein, und deshalb schützen Bioflavonoide und ätherische Öle die roten Blutkörperchen vor ihrer Zerstörung durch Sauerstoffradikale und dadurch vor ihrer Unfähigkeit, Sauerstoff zu transportieren.
Darüber hinaus schützen die Veilchen-Bioflavonoide den Körper vor dem Angriff durch krebserregende Stoffe.
Bioflavonoide werden auch als Vitamin P bezeichnet, P steht für Permeabilität oder Durchlässigkeit brüchiger Kapillaren und Gefäße. Dadurch sind die Veilchen in der Lage, Blutungen in den Wundgebieten oder auch bei

Krampfadern zu verhüten. Der für das Veilchen charakteristische blaue Farbstoff Cyamin sowie andere diverse Flavonoide hemmen Entzündungen und Schmerzen. Das Veilchen bietet dank seiner Vitamin-P-Wirkung Schutz für Haut und Gewebe; so vermag es die Zerstörung der Haut durch die Strahlentherapie abzupuffern. Das Duftveilchen kann überhaupt viel Heilendes bei der Krebstherapie beitragen. In der indischen Medizin wurde die Pflanze erfolgreich zur vollständigen Beseitigung der Tumoren eingesetzt. In Europa hat eine aufsehenerregende neuere Studie an der Universität Uppsala die Rolle der in Veilchen vorhandenen ringförmigen Eiweiße bei der Krebsbekämpfung bewiesen. Diese Eiweißverbindungen, die das Veilchen als Schutz vor äußeren Einflüssen bildet, wirken insektizid, antibakteriell, antiviral und krebshemmend.

Vitamin C wirkt als Radikalfänger

Vitamin C spielt ebenfalls eine große Rolle bei der Wundheilung, wo es als Reduktionsmittel und Sauerstoffradikalfänger eingesetzt werden kann. Wenn Vitamin C aus der natürlichen Quelle des Veilchens stammt, hat es eine 100-mal stärkere Wirkung als synthetisch hergestellte L-Ascorbinsäure.

Zyklotide übermitteln vielfältige Heilimpulse

Nur knapp 4 Prozent aller Pflanzenfamilien bringen überhaupt diese ringförmig zusammengeschlossenen Aminosäuren hervor, kleine Eiweiße aus nur wenigen

Aminosäuren. Dadurch vermag das Veilchen starke und vor allem auch sehr vielfältige Heilimpulse zu übermitteln, um Wunden auszukurieren, bei einem ungeordneten Zellwachstum gegenzusteuern und ein aufgewühltes Gemüt zu beruhigen, einen überanstrengten Kopf wieder in wohltuende Harmonie zurückzuführen und im ganzheitlichen Sinne Abwehrkraft zu zeigen.

Veilchen in der Hildegard-Heilkunde

Hildegards Aussagen über die transdermale Wirkung der Veilchen bei der Bekämpfung von Krebs durch Proteine, die Riechen und Schmecken können, sind atemberaubend und sensationell: »Nimm Veilchen, presse den Saft aus und nimm ein Drittel davon Olivenöl und ebenso viel Ziegenfett wie Veilchensaft, lass alles in einem Topf sieden und bereite daraus eine Veilchensalbe. Salbe die Körperstellen, wo der Krebs und andere Würmer (vermes) den Menschen das Fleisch zerfressen, und die Würmer werden sterben, wenn sie davon gekostet haben. Aber auch andere Geschwüre reibe damit ein, da, wo der Mensch Schmerzen hat. Selbst wenn einer von Kopfschmerzen geplagt wird, salbe quer über seine Stirn und der Kopfschmerz vergeht.«
Inzwischen haben Forscher an der Queensland Universität im australischen Brisbane entdeckt, was Hildegard vor 800 Jahren beschrieben hat: dass Veilchen Wirkstoffe produzieren, die Krebserreger fressen und absterben

lassen. Schon allein die Tatsache, dass Krebs von Viren ausgelöst werden kann, ist überraschend. Die Forscher vergleichen die ringförmigen Veilchenproteine mit einer biologischen Schatzkammer. Zusammenfassend wirkt das Veilchen auf den Organismus: schleimlösend, erweichend, abschwellend, schmerzlindernd, blutreinigend, durchblutungsfördernd, schweißtreibend, hustenlösend krampflösend, harntreibend, entzündungshemmend, antimikrobiell, krebshemmend, beruhigend, angstlösend, schlaffördernd.

Die Rezeptoren für die Veilchenwirkstoffe in Form der ringförmigen Eiweißmoleküle befinden sich im ganzen Körper, unter der Haut, doch auch an anderen Organen in der Brust, im Gehirn, in der Lunge, in Leber, Magen und Darm und sogar in den Sexualorganen wie z. B. in der Gebärmutter, der Prostata und den Hoden. Deshalb muss die Veilchensalbe auch eingerieben werden, sodass sie von der Haut aufgenommen wird. Die Eiweiße des Veilchens können nicht über den Mund aufgenommen werden, weil sie bei einer oralen Aufnahme, wie jedes andere Eiweiß auch, bereits im Mund enzymatisch und im Magen durch Salzsäure abgebaut würden. Also bleibt nur eins: transdermale Anwendung! So können die Veilchenwirkstoffe entweder die Duftrezeptoren der Haut aktivieren, um eine sofortige Wundheilung voranzutreiben, oder zu bösartigen Tumoren (Melanomen) vordringen und deren Wachstum stoppen.

Die Hildegard-Krebsbremse
Tumore enthalten nämlich viel mehr Duftrezeptoren auf ihrer Zelloberfläche als gesunde Zellen. Wenn diese Rezeptoren an den Tumoren aktiviert werden, stellen die Tumore ihr Wachstum ein, so wie Hildegard schreibt: »Wenn sie davon kosten, sterben sie!« Dasselbe gilt vermutlich auch für Blutkrebs, Brust- und Lebertumore, Gebärmutterkrebs, Hodenkrebs, die ihr Wachstum ebenfalls durch die Veilchenwirkstoffe einstellen. Die Erfolge in der Hildegard-Praxis bestätigen diese Annahme.

Mittel und Rezepte

Veilchensalbe (Veilchencreme)

Die Veilchensalbe (Bezugsquelle siehe Anhang) ist neben den Schafgarbe-Anwendungen das wichtigste Wundheilmittel aus der Hildegard-Heilkunde und ein Universalheilmittel bei Hautleiden. Mehr noch: Die Veilchensalbe ist der Schlüssel zur Erkennung und zur Behandlung der Krebskrankheit, wobei Hildegard wie auch bei der Verhütung von Krebs fünf Organe nennt, die bei der Entstehung von Krebs beteiligt sind: Herz, Lunge, Leber, Magen und Darm produzieren schlechte Säfte (Stoffwechselendprodukte), die sich mit dem Ursachenstoff aller Krankheiten, der Schwarzgalle (»Melanche«) verbinden und Krebs auslösen.

Die Veilchensalbe gehört ins Gesamtkonzept der Krebsverhütung und der Tumorrezidiv-Prophylaxe, das heißt der Verhütung eines Rückfalls nach überstandener (Krebs-)Operation und zur Heilung und Entstörung von Operationsnarben.

Veilchensalbe ist das Mittel Nr. 1 zur Wundheilung, Pflege und Ernährung trockener und empfindlicher Haut bei allen Hautproblemen. Keine andere Heilpflanze vermag so schnell und so viel zu helfen.

Ganz allgemein hilft die Veilchensalbe, den Schutzmantel zu stärken, den die Haut für den Organismus darstellt. So lassen sich mit der Veilchensalbe alle möglichen Irritationen und Erkrankungen der Haut beeinflussen und zum Verschwinden bringen, zum Beispiel Pigmentflecken, Altersflecken, Warzen, Verhornungen, Hühneraugen, infektiöse Hautgeschwüre (Impetigo), Fissuren und Abszesse. Die Veilchensalbe kann auch helfen, dass Warzen, Wucherungen und Basaliome narbenlos abheilen und nicht entarten.

Die Veilchensalbe vermag der angegriffenen, geschädigten Haut schnell und vielseitig zu helfen. Über die sogenannten Head-Zonen der Haut, die in speziellem Nervenkontakt zu inneren Organen stehen und deren Erkrankung schmerzhaft spürbar machen (z. B. sind Schmerzen der Innenseite des Arms ein Hinweis auf ein Herzproblem), und über die Lymphbahnen kann die dort aufgetragene Veilchensalbe Toxine abtransportieren.

Auch Kopfschmerzen lassen sich mit der Veilchensalbe gut behandeln.

Die Veilchensalbe ist ein wichtiger Bestandteil im Hilde-

gard'schen Konzept der Krebsverhütung, Behandlung und Nachsorge.
Letzteres umfasst die:

- Verhütung von Krebs im Stadium der Präkanzerose
- Tumorrezidiv-Prophylaxe nach Krebsoperationen, Gebärmutterentfernung und Totaloperation
- Brustknoten, Mastopathie, Endometriose, Eierstockzyste
- Heilung und Entstörung von Operationsnarben, Wunden, Hauterkrankungen, Leberflecken und Muttermalen
- Behandlung von Geschwulsten (Basaliomen) einschließlich bösartigen Krebsarten (Melanomen) sowie Lymphknotenschwellungen
- Hodenschwellung, Geschwulste, Zysten, Myome
- Hämorrhoiden, Hautwucherungen, Basaliome, Gewebeknoten, Furunkulosen, Operationsnarben, Strahlenschäden

Veilchensalbe über die betroffene Stelle spiralförmig einmassieren.

- offene oder infizierte Wunden: Zunächst die Wundränder einsalben. Nach der Bestrahlung die Hautzone vom Rand zur Mitte mindestens 2-mal täglich kreisend einsalben.
- Leberflecke und Muttermale: Vorsorglich immer mal wieder sanft bestreichen; wenn die Veilchensalbe über einen längeren Zeitraum regelmäßig aufgetragen wird, können sie sogar verschwinden.
- offene oder infizierte Wunden: Zuerst nur die Wundränder einsalben (siehe auch Schafgarbenkompresse).

- Hautwucherungen/-krankheiten, Gewebeknoten/-verhärtungen, Zysten, Endometriose, Furunkulosen, Operationsnarben, Strahlenschäden, Lymphknotenschwellungen: etwas Salbe vom Rand zur Mitte der betroffenen Stelle mehrmals täglich in kreisender Bewegung einmassieren.
- Strahlentherapie: Nach der Bestrahlung die Hautzone vom Rand zur Mitte mindestens 2-mal täglich kreisend einsalben.
- Kopfschmerzen: Stirn und Schläfen sowie den Nacken einsalben.

Für eine Anwendung im After oder in der Scheide kann man sich in der Apotheke die Veilchensalbe und Virita Balm zu Zäpfchen verarbeiten lassen und beides im Wechsel anwenden.

- Myome, Gebärmutterzysten: Etwa 4 Wochen lang Veilchensalbe-Zäpfchen jeweils abends vaginal einführen und über Nacht wirken lassen.
- Hämorrhoiden: Veilchensalbe-Zäpfchen abends anal einführen und über Nacht wirken lassen, etwa 2 bis 4 Wochen lang, bis die Beschwerden nachlassen.

Die Veilchensalbe ist in zwei Varianten erhältlich (Bezugsquellen siehe Anhang): zum einen mit Ziegenfett als Trägerstoff, wie es dem Originalrezept entspricht, zum anderen als mit ätherischen Ölen und Pflanzenstoffen verfeinerte universelle Hautsalbe (Handelsname Virita Balm), bei der Shea-Butter das geruchsintensivere Ziegenfett ersetzt. Diese Salbe hat noch ein etwas breiteres Wirkungsspektrum wie beispielsweise antiseptische

Eigenschaften und ist auch besonders für trockene Haut geeignet.
Bei der Behandlung von ernsten Gesundheitsproblemen wie Tumoren empfiehlt es sich, beide Salben im Wechsel zu verwenden.

Virita Balm (Veilchensalbe)

Der in der Virita-Körperpflege verwendete Veilchensaft wird durch Auspressen von Veilchenblättern, -blüten und -wurzeln gewonnen. Die in den Wurzeln enthaltenen Tannine und Saponine dienen als natürliches Konservierungsmittel. Zu den weiteren Inhaltsstoffen dieser rein pflanzlichen Veilchensalbe (ohne Ziegenfett) gehören Sheabutter, Sonnenblumenöl, Dinkelextrakt, Salbei sowie ätherisches Rosen- und Geranienöl.
Weitere Bestandteile sind die Edelmetalle Gold, Silber, und Kupfer, wodurch die Haut einen besonderen Schutz vor Bakterien, Viren und Pilzen sowie vor Umwelteinflüssen erhält. Dazu wird der darin enthaltene Dinkel zuvor in einer Lösung von oligomeren Metallen, Mineralien und Spurenelementen gekeimt und anschließend extrahiert. Diese Oligomere, Mineralien und Spurenelemente unterstützen die Hautfunktion bei der Infektabwehr und helfen, vor allem Infektionen und Hautkrebs zu verhindern.
Mit ihren ätherischen Ölen und anderen zusätzlichen pflanzlichen Bestandteilen ist diese feuchtigkeitsspendende Veilchensalbe hochwirksam gegen schädliche Umwelteinflüsse, krankheitserregende Bakterien, Viren

und Pilze auf der Haut. Sie hilft, Juckreiz, Entzündungen und Hautleiden zu stoppen, vor schädlichen Umwelteinflüssen zu schützen und hat sich beim Einsatz gegen Ekzeme, Warzen, Lippen- und Genitalherpes, Candida, Hautallergien und Neurodermitis sowie Brustknoten und Ovarialzysten bewährt.

Besonders angenehm zeigt sich die hautfreundliche Wirkung bei trockener, wunder und empfindlicher Haut im Bereich von Augen, Lippen und Dekolleté sowie für die Brust- und Intimpflege. Die Schleimhäute werden optimal geschützt.

Die Wirkung ist besonders gut bei:

- Narben, Gewebeknoten: Mehrmals täglich vom Rand zur Mitte der betroffenen Stelle in kreisender Bewegung einmassieren.
- nach Bestrahlung: Mindestens 2-mal täglich vom Rand zur Mitte der betroffenen Stelle in kreisender Bewegung einmassieren.
- Neurodermitis, Zysten, Knoten, Allergie, Juckreiz, Falten, Warzen
- Schutz vor Hautkrebs, Lippen- und Genitalherpes, Hautallergien, Ekzeme, Candida, schädlichen Umwelteinflüssen
- Kopfschmerzen durch Stirnhöhlenentzündung, Neuralgien, Kopfweh bei Nebenhöhlenentzündungen
- Hautgeschwüren, Myomen, Behandlung von Operationsnarben
- Strahlungsschäden, Pfeifferschem Drüsenfieber,
- Operationsnarben
- Hodgkin-Krankheit (HD), Non-Hodgkin-Lymphom

(NHL), malignes Lymphom (NHL): Die geschwollenen Lymphknoten in Richtung Milz einmassieren und ausstreichen.

Durch die transdermale Applikation erreichen die tumorhemmenden Wirkstoffe des Veilchens sofort das Blut und die Lymphe. Das wertvolle Rosenöl hilft der trockenen und rissigen Haut bei Hormonregulationsstörungen. Rosenöl ist schmerzlindernd, krampflösend, bakterizid, antiviral, antimykotisch, zellregenerierend und vitalisierend. Echtes Rosenöl verstärkt die Wirksamkeit aller anderen Inhaltsstoffe um das Zehnfache.

Veilchensalbe in der Krebstherapie

Besonders wichtig ist der Einsatz von Veilchensalbe nach der Entfernung von Karzinomen, da jedes Krebsgeschehen ohne eine effektive Rezidivprophylaxe, ohne ein gestärktes Abwehrsystem und ohne Beseitigung stressbedingter Konflikte wieder ausbrechen kann. Dieser Tatsache wird in der Schulmedizin zu wenig Bedeutung beigemessen, weshalb nach geglückten Operationen viel zu häufig Rückfälle geschehen, die dann in den meisten Fällen nicht mehr unter Kontrolle gehalten werden können. Vor allem bei der Entfernung eines malignen Hauttumors kommt es sehr häufig zu Metastasen, weil die entarteten Hautzellen mit dem Skalpell nicht vollständig entfernt werden können und dann das Aggressionspotenzial der verbliebenen Reste erst recht aktiviert wird.

Frühwarnsymptome in der Zeit der Präkanzerose

Hildegard von Bingen ist die Erste und bisher Einzige, die in ihrem Lehrbuch *Die Ursachen und die Behandlung von Krankheiten* die Vorkrebskrankheit oder Präkanzerose mit ihren fünf typischen Symptomen beschreibt. Diese fünf Symptome sind ein wichtiges Warnsignal dafür, dass sich der Patient auf dem Weg in die Krebskrankheit befindet. In dieser Zeit kann man noch den Krebs durch die Hildegard-Heilkunde verhüten. Erst wenn diese roten Warnsignale missachtet werden, kann der Krebssprung in die Krebskrankheit führen.

Achten Sie also unbedingt auf diese folgenden Symptome und verhüten Sie die Krebskrankheit erfolgreich mit der Hildegard-Heilkunde.

- Herzbeschwerden: Herzschwäche, Herzschmerzen, Rhythmusstörungen, Vorhofflimmern, Atemnot, Herzrasen
- Lungenleiden: dauernd erkältet, Bronchitis, Lungenentzündung, Asthma
- Leberleiden: Leberentzündung (Hepatitis), Leberschwäche, Leberzirrhose
- Magen-Darm-Leiden: Magenschmerzen, Aufstoßen, Sodbrennen, Schluckauf, Blähungen, Durchfall oder Verstopfung
- kolikartige Schmerzen im Unterleib mit durch den ganzen Körper herumziehenden Schmerzen

Bereits *ein* Symptom deutet auf eine Präkanzerose, also eine Immunschwäche hin und sollte sofort mit Aderlass und Wasserlinsen-Elixier behandelt werden.

Totaloperation kann Krebs auslösen

Jede Gebärmutterentfernung und jede Totaloperation unterbricht sofort und schlagartig die natürliche Blutreinigung einer Frau. Vor allen wird die ganze Hormonregulation gestört. Auch die Schulmedizin kennt die Folgen und empfiehlt Hormonersatztherapie mit folgenschweren Risiken, u.a. mit Herzinfarkt, Schlaganfall und Krebsgefahr.

Hier die nüchternen Zahlen, wie im Einzelnen das Krankheitsrisiko nach Totaloperation steigt:

- für eine koronare Herzkrankheit um 29 Prozent,
- für Brustkrebs um 26 Prozent,
- für Schlaganfall um 41 Prozent und
- für Thrombosen sogar um 133 Prozent.

Diese Zahlen bestätigen die Aussagen der heiligen Hildegard in ihrem medizinischen Lehrbuch. Diese Risiken sind der Schulmedizin bekannt, aber nur einige wenige Frauenärzte ziehen daraus die Konsequenzen.

Jede Gebärmutterentfernung und jede Totaloperation ist eine Amputation, und Hildegard beschreibt in allen Details die Folgen dieses Eingriffes in Abhängigkeit von der Temperamentelehre nach einer plötzlich ausbleibenden Menstruation:

- Cholerikerin: Brustkrebs oder Krampfadern
- Sanguinikerin: Krebs, Ischalgien, Abszesse
- Phlegmatikerin: Nervenleiden, Krebs, Ödeme (Wassereinlagerungen), Milzleiden
- Melancholikerin: Gicht, Rheuma, Rücken- und Nierenschmerzen

Der Hildegard-Aderlass ist das beste Mittel, um diese Krankheiten zu verhüten.

Veilchensalbe in der Frauenheilkunde

Speziell hervorzuheben ist, wie sehr sich die Veilchensalbe in der Frauenheilkunde bewährt hat. So hat die Veilchensalbe schon vielen Frauen geholfen, nach einer Brustkrebsoperation zu genesen oder Unterleibsbeschwerden auszuheilen. In vielen Fällen bildeten sich durch die einfachen Salbenmassagen krankhafte Brustveränderungen wie Zysten oder knotig verhärtetes Gewebe (Mastopathie) restlos zurück und machten eine operative Entfernung überflüssig. Auch nach einer Brustoperation ist die Veilchensalbe von hohem Nutzen, da sie sowohl als Arznei wie auch als Kosmetikum für eine Wiederherstellung von Gesundheit und Schönheit sorgt.

Veilchenöl

Bewährt hat sich das Veilchenöl (Bezugsquelle siehe Anhang) in der Geschwulst- und Schmerzbehandlung bei Fibrom (gutartige Geschwulst aus Bindegewebe), Ganglion (Überbein), Hygrom (Wasser- oder Schleimgeschwulst in Schleimbeuteln), Lipom (Fettgeschwulst), Neurinom (Nervenfasergeschwulst), Neurofibrom (gutartige Geschwulst im Bereich peripherer Nerven), Kopfschmerzen. Auf die schmerzende Stelle oder Geschwulst einmassieren.

Zur eigenen Herstellung von Veilchenöl 1 EL Veilchenblüten mit 170 ml Olivenöl kurz auf 40 Grad erhitzen, abseihen und in ein dunkles Schraubglas abfüllen.

Veilchenblütenwasser (Handelsname: Virita Veilchenblütenwasser)

Dieses Fertigprodukt der Firma Virita, das neben Veilchen auch ätherische Öle, orientalisches Amberbaumharz, Balsam von Tolu, Ringelblume, Molke und Dinkelextrakt mit Mineralien und Spurenelementen enthält, hilft der Problemhaut, die zu Entzündungen, Juckreiz, Neurodermitis, Psoriasis neigt. Es hilft zur Beseitigung von Stress aus Gesicht und Körper, insbesondere bei Computerarbeit oder bei häufigem Telefonieren mit dem Smartphone.

Das Veilchenblütenwasser eignet sich zur Vitalisierung, Tiefenreinigung und Heilung verletzter und gereizter Haut, besonders bei der Tumorprophylaxe, der Tumorbehandlung, Neurodermitis oder Psoriasis: Mehrmals täglich das Veilchenblütenwasser auf den Körper, das Gesicht oder die betroffene trockene, empfindliche, gereizte Hautstelle aufsprühen.

Es kann auch in die gereizten Augen und in offene Wunden gesprüht werden.

Zur allgemeinen Körperpflege und Stabilisierung der Hautfunktion: morgens nach dem Duschen den Körper (mit Schwerpunkt Gesicht, Achselhöhlen, Intimbereich) sparsam einsprühen und die Feuchtigkeit einwirken lassen. Veilchenblütenwasser ist auch ein wirksames Deo zur Beseitigung von Schweiß und Körpergeruch.

Fallgeschichten, Erfahrungsberichte

Veilchensalbe bei Herpes auf den Augenlidern

Eine Schülerin litt unter einem sehr starken Herpesbefall von Stirn, Schläfen und Augenlidern (Herpes zoster). Der Hausarzt verordnete dem Mädchen das erbgutschädigende Zovirax unter der Drohung, dass sie sonst blind würde. Trotzdem nahm sie das schädliche Medikament nicht, sondern setzte eine Hildegard-Behandlung mit Veilchensalbe, Eisenkraut, Galgantwurzelwein und Virita Blue ein, wodurch es nach zwei Wochen zu einer vollständigen und narbenlosen Abheilung kam.

Veilchensalbe bei Warzen und Hühneraugen

Bei einer Frau hatte sich an der rechten Zeigefingerspitze eine Warze entwickelt. Je mehr sie sich bemühte, diese mit der Schere zu kürzen und die schwarzen Wurzeln mit einer Stecknadel zu entfernen, desto größer wurde sie. Zuletzt bildete sich noch ein Eiterherd, der sich über den ganzen Finger ausbreitete.

Nun behandelte sie den Finger mit Veilchensalbe und konnte bald feststellen, dass die Warze weicher wurde und dann aus einer offenen Stelle in hohem Bogen Eiter spritzte. Daraufhin war sie ermutigt, die Veilchencreme in die Wunde einzumasssieren und darüber einen luftdichten Verband anzulegen. Schon bald ließ sich die ganze Warze mit Wurzel vom Finger abheben, und die Entzündung war verschwunden.

Dadurch angeregt, rieb sie auch regelmäßig ihre Hühneraugen mit Veilchencreme ein und konnte sie nach einiger Zeit ebenfalls schichtweise abheben.

Veilchensalbe bei Narbenschmerzen

Sechs Jahren nach einer Operation schmerzte einen Mann eine brandrote, 40 cm lange Narbe, die ihn Tag und Nacht quälte. Monatelang hatte er umsonst eingesalbt, gehofft und beobachtet. Schließlich benutzte er die Veilchensalbe und merkte nach drei Monaten, dass er gar keine Schmerzen mehr hatte. Er konnte es fast nicht glauben, aber der Zustand hielt seitdem auch ohne Veilchensalbe an.

Veilchensalbe bei durch Akne ausgelöster Lymphknotenschwellung

Seit ihrer Pubertät traten bei der Patientin immer wieder starke Akneschübe auf, die viele Knoten in der Leiste verursachten. Mit Ende 30 litt sie nun unter starken Lymphknotenschwellungen in beiden Leistenbeugen. Nach Aderlass und Behandlung mit Veilchensalbe und Wasserlinsen-Elixier konnten die Knoten vollständig zum Verschwinden gebracht werden.

Veilchensalbe-Zäpfchen bei Candida-Befall

Die Patientin litt monatelang an starkem Candida-Befall der Scheide mit Juckreiz und trockenen Schleimhäuten. Durch die fachärztliche Behandlung mit Antibiotika wurden die Beschwerden noch schlimmer. Die Darmflora war durch die Antibiotikabehandlung fast vollständig verschwunden und wurde mit einer Darmsanierung nach Hildegard wieder aufgebaut. Der Juckreiz ging durch die Behandlung von Veilchen-Scheidenzäpfchen zurück, und die Vaginalschleimhaut wurde mit Döderlein-med-Kapseln wiederaufgebaut. Nach sechs Monaten war die Candida-Infektion verschwunden und ist seitdem nicht mehr aufgetreten.

Veilchensalbe bei Eierstockzyste

Eine gynäkologische Praxis berichtete, dass sich bei der Anwendung von Veilchensalbe, die verschiedene Patientinnen über einen Zeitraum von zwei bis vier Monaten täglich auf den Unterleib einmassierten, Zysten am Eierstock verkleinert hatten oder fast vollständig verschwunden waren. Unter Kontrolle von Ultraschall wurde in drei belegbaren Fällen eine Rückbildung von 5 auf 2 cm bzw. auch eine totale Rückbildung beobachtet.

Veilchensalbe bei Myom

Eine Frau litt im Klimakterium unter vielen Myomen, die auf die Blase drückten, wodurch es zu ständigem Harndrang kam. Eines der Myome hatte die Größe einer Faust. Durch die Hildegard-Medizin mit Wasserlinsen-Elixier, Aderlass, Darmsanierung und Massagen mit Veilchensalbe kam es zu einer vollständigen Eintrocknung des Myoms durch Verkalkung, sodass eine Operation nicht mehr nötig war.

Veilchensalbe bei Knoten und Zysten in der Brust

Eine Frau stellte einen 1 cm großen Knoten in ihrer rechten Brust fest, bei einer anschließenden Mammografie wurden weitere zahlreiche Zysten und isolierte Talgdrüsenverkalkungen gefunden. Statt einer Operation entschied sich die Patientin für die Therapie mit Hildegard-Heilmitteln. Tägliche Brusteinreibung mit Veilchensalbe sowie die Einnahme von Wasserlinsen-Elixier, eine Darmsanierung nach Hildegard und Aderlass führten zu einem vollständigen Verschwinden der Knoten in der rechten Brust.

Veilchensalbe bei lymphatischer Leukämie

Ein Mann litt seit einem Jahr an einer fortschreitenden Lymphknotenschwellung unter beiden Achselhöhlen. Die Histologie zeigte ein malignes Lymphom im Sinne einer chronischen lymphatischen Leukämie. Die Lymphknoten unter beiden Achselhöhlen waren vergrößert. Bei der Hildegard-Therapie mit Aderlass, Darmsanierung, Wasserlinsen-Elixier und der Massage mit Veilchensalbe verkleinerten sich die Lymphknoten, und die lymphatische Leukämie kam zum Stillstand.

Veilchensalbe bei Lymphdrüsenschwellungen

Seit über 20 Jahren hatte eine Patientin am Hals eine daumendicke Lymphdrüsenschwellung an beiden Seiten, die sie mit Lymphsalbe einreiben musste, um Krebs zu verhüten. Die Einreibung hatte keinerlei Wirkung, sodass ein Facharzt den Lymphknoten chirurgisch entfernen wollte. Damit war sie nicht einverstanden und behandelte die Lymphknoten nun mit Wasserlinsen-Elixier, Veilchensalbe und stellte ihre Ernährung auf Dinkel um. Nach drei Behandlungswochen konnte sie feststellen, dass die Drüsenschwellung vollständig verschwunden war.

Veilchensalbe bei Zyste im Eileiter

Eine Frau hatte eine Eileiterunterbrechung zwecks Sterilisation durchführen lassen und litt anschließend an Unterleibsschmerzen. Im Ultraschallbild zeigte sich am rechten Eierstock eine apfelgroße, prall gefüllte elastische Zyste, der linke Eierstock war frei. Nach Ausschluss eines entzündlichen Geschehens führte sie die Hildegard-Therapie mit Wasserlinsen-Elixier, Darmsanierung, Veilchencreme und Prießnitz-Umschlägen durch (ein feuchter, kalter Leibumschlag, der sich unter einer trockenen Wollumhüllung erwärmt, benannt nach dem Naturheiler Vinzenz Prießnitz). Nach einem Monat war die Zyste auf Hühnereigröße geschrumpft. Nach der weiteren Behandlung mit Veilchensalbe, Dinkeldiät und Aderlass war nach einem Monat keine Zyste mehr zu entdecken, die Schmerzen waren verschwunden.

Veilchensalbe-Zäpfchen bei Trichmonadeninfektion und Papillomawarzen

Bei einer jungen Frau kam es nach einer Antibiotikatherapie unter anderem zu einer Scheidenpilzinfektion mit Juckreiz sowie einer Trichomonadeninfektion. In der Scheide hatten sich Papillomawarzen (HPV) gebildet, von denen ein hohes Krebsrisiko ausgeht. Durch den Einsatz von nur zehn Veilchenzäpfchen verschwanden die Trichomonaden innerhalb von zehn Tagen, und auch die Papillomawarzen konnten vom Facharzt nicht mehr entdeckt werden.

Veilchensalbe bei Neurodermitis aufgrund extremer Stressbelastung

Eine pädagogisch sehr erfolgreiche und bei ihren Schülern und Kollegen geschätzte Lehrerin litt unter den ständigen Demütigungen ihrer Schulleiterin, die diese vor versammelter Mannschaft oft und gerne ausübte. Die Lehrerin reagierte mit Frust und Resignation, was sich äußerlich auf ihrer Haut widerspiegelte: Sie bekam eine großflächige Neurodermitis mit furchtbarem Juckreiz, der sie schier zum Wahnsinn trieb. Alle möglichen schulmedizinischen und naturheilkundlichen Arzneimittel konnten nicht richtig helfen. Schließlich kam sie voller Verzweiflung zum Hildegard-Fasten. Hier erkannte die junge Lehrerin das emotionale Wechselspiel mit ihrer Direktorin: Sie hatte die Demütigungen mit Rachegefühlen, Ärger und Wut beantwortet und dadurch viel Schwarzgalle produziert, was zum Ausbruch der Neurodermitis geführt hatte.
Eine Behandlung mit den Heilmitteln der Hildegard-Medizin und vor allem dem Einsatz der Veilchensalbe, verbunden mit einer neuen Haltung ihrer Direktorin gegenüber, verschwand das Ekzem, und die Lehrerin zeigte jedem freudig ihre gesunden Hände und Arme.

Veilchensalbe bei Hodenkrebs mit Lymphknotenschwellung

Nach Entfernung des linken Hodens wegen eines Mischtumors kam es bei einem Mann zu einem Rückfall mit Metastasierung und Lymphknotenschwellung. Daraufhin erfolgten eine konsequente Behandlung mit Veilchensalbe im Wechsel mit Fenchelsalbe, dazu Aderlass und Darmsanierung nach Hildegard und Wasserlinsen-Elixier. Die Lymphknotenschwellung links und rechts ging zurück, sodass eine zweite Operation nicht mehr erforderlich war. Der Patient ist seit vier Jahren beschwerdefrei.

Veilchensalbe bei Neurodermitis

Der junge Patient kam mit einer fulminanten Neurodermitis in die Hildegard-Praxis. Er hatte schon während seiner ersten eineinhalb Lebensjahre unter starker Neurodermitis gelitten, war aber dann bis zum Alter von 15 Jahren beschwerdefrei geblieben. Danach hatte sich sein Leiden immer mehr verschlimmert. Er hatte bereits 14 verschiedene Ärzte und Dermatologen aufgesucht, die ihn mit Cortison, Antibiotika und Antimykotika behandelten, zudem war er bei Ernährungsspezialisten, Allergologen, Homöopathen und diversen Naturheilern, doch sämtliche Behandlungen verschlimmerten seine Hautkrankheit nur noch mehr.

Zu Beginn seines Aufenthaltes in der Praxis konnte er kaum noch laufen und die Treppen steigen; seine ganze Haut brannte und war aufgesprungen. Er musste sechsmal täglich Oliven-Rosen-Öl einmassieren. Die Haut in den Kniekehlen war so hart und trocken, dass er die Knie nicht mehr beugen konnte. Nur mithilfe anderer konnte er sich an- und auskleiden. Nach einem Hildegard'schen Aderlass fastete der Patient zehn Tage lang und befolgte anschließend eine strenge Hildegard-Diät mit Dinkel, Obst und Gemüse. Während dieser Zeit wurde seine rissige, juckende Haut mehrmals täglich mit gelartigen Leinsamenkompressen eingewickelt.

Eine Analyse der Darmflora offenbarte, dass die Darmbakterien durch die Vorbehandlung mit Antibiotika völlig zerstört waren und Candida-Hefepilze ihren Platz eingenommen hatten. So wurden eine Darmsanierung nach Hildegard und eine Symbioselenkung durchgeführt, was die Darmflora vollständig regenerierte.

Nachdem sich die Haut innerhalb von vier Wochen fast vollständig regeneriert hatte, erfolgte eine anschließende Hautpflege mit Veilchensalbe. Nach drei Monaten verschwanden auch Juckreiz und Trockenheit der Haut als letzte Zeichen der Neurodermitis.

Galgant

schützt vor Herzinfarkt,
Schlaganfall und sogar Krebs

Pflanzenporträt

Der Galgant, genauer gesagt die Galgantwurzel, ist als wärmendes, belebendes Heilmittel bis heute fester Bestandteil der Traditionellen Chinesischen Medizin und des indischen Ayurveda. Zudem wird er in der gesamten asiatischen Küche als Gewürz verwendet, auch als Zusatz von Likör. In arabischen und persischen Medizinbüchern finden sich ebenfalls Hinweise zum Heilmittel Galgant. Man schätzte seine Wirkung auf die Verdauung und erkannte seine Stärke als »Fieberwurzel«. Aber nicht nur vor Fieber, auch vor Gift sollte Galgant schützen.

Galgant ist mit dem Ingwer verwandt, der bei uns heute bekannter ist und in jedem Supermarkt angeboten wird; er ähnelt ihm in Geruch und Aussehen. Galgant ist eine Art kleiner Bruder des Ingwers und wird im Chinesischen »feiner, milder Ingwer« (goaliang jiang) bezeichnet. Zu unterscheiden ist er vom als Galanga bezeichneten Thai-Ingwer *(Alpinia galanga),* der in vielen Asia-Läden angeboten wird.

Von den über 100 Galgantarten ist nur der kleine Galgant (*Alpinia officinarum*) medizinisch wirksam. Er ist benannt nach dem italienischen Botaniker und Arzt Prosperus Alpinius (1553–1616).

Aussehen, Vorkommen

Die Galgantpflanze ist in tropischen Gegenden Asiens, auf den Philippinen und in Australien heimisch und vor allem in Südchina verbreitet. Sie wächst zu einer etwa 1,5 m hohen Staude heran und entwickelt weiße bis rötliche aromatische Blüten, die in traubenförmigen Blütenständen angeordnet sind. Der Wurzelstock ist kriechend und waagerecht ausgerichtet.
Als Arznei und als Gewürz wird nur die getrocknete, zerschnittene oder pulverisierte rötlich braune Wurzel verwendet.

Inhaltsstoffe und pharmakologische Wirkung

Die Galgantwurzel besteht zu etwa 20 bis 25 Prozent aus Stärke und zu 0,5 bis 1,5 Prozent aus ätherischem Galgantöl. Galgant enthält außerdem Bioflavonoide, Gerb- und Bitterstoffe sowie Scharfstoffe.

Ätherische Öle des Galgant haben antibakterielle und antimykotische Eigenschaften und schützen vor Infektionskrankheiten und in Notfallsituationen. Galgant als Gewürz verbessert die Verdauung und die Stimmung

Im Galgantöl befinden sich 81 verschiedene ätherische Öle, die die Lebensqualität verbessern, die Abwehrkräfte steigern und die Gesundheit verbessern können.

Sie hemmen das Wachstum von Bakterien, Viren, Pilzen und Parasiten. Bereits in geringster Dosierung wirken sie entkrampfend auf Gefäße und Muskeln. Wegen ihrer kortisonähnlichen Wirkung können sie Entzündungen beseitigen, die Wundheilung stimulieren und Schmerzen beseitigen. Sie haben ein breites Wirkungsspektrum mit antiseptischen, antibakteriellen sowie antiviralen Eigenschaften, wobei auch das Wachstum von im Magen anwesenden Helicobacter pylori gehemmt wird, der Magengeschwüre, Gastritis und Sodbrennen auslösen kann. Das Galgantöl hat belebende, vitalisierende Eigenschaften, weil die Neurotransmitter-Stimulation angeregt werden kann. Das dabei frei werdende Noradrenalin verleiht Notfallpatienten Kraft und Selbstvertrauen und hilft ihnen, Krisen zu meistern. Galgant ist in der Lage, das Bakterien- und Pilzwachstum in der Mundhöhle zu beseitigen.

Scharfe Gewürze wie Galgant sind von größter Bedeutung für eine gute Verdauung. Dank der krampflösenden und darmreinigenden Wirkung von Galgant lösen sich die Darmgase bei Verdauungsschwäche. Nach einem üppigen Essen kann das Zwerchfell auf das Herz drücken (Roemheld-Syndrom) und einen Herzinfarkt auslösen. Durch Galgant verlassen die Gase nach oben durch Aufstoßen und nach hinten durch einen Flatus den Körper, das Zwerchfell fällt nach unten in seine normale Lage und die gastrokardiale Gefahr ist beendet.

Bei Genuss starker Gewürze fließen bereits im Mund größere Mengen von fermentreichem Speichel zur Verdauung von Kohlehydraten und Eiweißen. Starke Gewürze wie Galgant aktivieren in den Nebennieren

rund 200- bis 300-mal stärker die Hormonproduktion als eine gewürzlose Kost und verbessern dadurch die körperlichen und geistigen Aktivitäten.
Im Darm stimuliert Galgant außerdem die Bildung von Nervenbotenstoffen wie z. B. des Glückshormons Serotonin oder Dopamin zum Schutz vor Demenz und Parkinson, durch die auch eine Stimmungsaufhellung stattfindet und Erschöpfungs- und Schwächezustände beseitigt werden können.

Bioflavonoide und ätherische Öle des Galgant schützen vor Krebs und töten Tumorzellen ab

Die Galgantwurzel ist reich an Bioflavonoiden; bisher konnten 14 Verbindungen gefunden werden. Diese Bioflavonoide sind in der Lage, den Körper vor autoaggressiven Entzündungen und frühzeitiger Alterung zu schützen, weil sie als Radikalfänger die stressbedingten Sauerstoffradikale einfangen und vernichten. Auf diese Weise schützt Galgant nicht nur vor Herzinfarkt, Schlaganfall und Krebs, sondern auch vor allen anderen Autoaggressionskrankheiten.
Darüber hinaus schützen die Galgant-Bioflavonoide den Körper vor dem Angriff durch krebserregende Stoffe, u. a. auch vor den stärksten Krebsauslösern wie z. B. Aflatoxin oder Benzopyren. Sie sind zudem in der Lage, den Körper vor autoaggressiven Entzündungen und frühzeitiger Alterung zu schützen, weil sie als Radikalfänger die stressbedingten Sauerstoffradikale ausschalten. Dadurch kommen Entzündungen zum Stillstand.
Freie Sauerstoffradikale entstehen bei der Sauerstoffver-

brennung als radikale Zwischenstufe, das heißt, wenn bei der Verdauung die Nahrung mithilfe von Sauerstoff abgebaut wird. Freie Radikale greifen autoaggressiv alle Körperzellen an und zerstören die Zellwände, wodurch Entzündungen entstehen und es Keimen, Bakterien, Viren, Onkogenen ermöglicht wird, durch die Zellwände einzudringen und den Zellkern anzugreifen. Auf diese Weise werden sämtliche Autoaggressionskrankheiten ausgelöst, u.a. Herzinfarkt, Schlaganfall, Krebs, Rheuma, Diabetes und Alzheimer. Theoretisch kann jede Körperzelle angegriffen und zerstört werden. Das betrifft auch die Zellwände der roten Blutkörperchen. Sie verlieren dann ihre runde Form, verkleben miteinander, was zu Thrombose oder Embolie führt, und sie verlieren die Fähigkeit, Sauerstoff zu transportieren. Die Folgen sind noch dramatischer und führen noch schneller zu Herzinfarkt, Schlaganfall, Krebs und anderen Autoaggressionskrankheiten.

Darüber hinaus wurde entdeckt, dass Galgant in der Lage ist, Haut-, Brust- und Lungenkrebszellen in Zellkulturen abzutöten. Die zweifache Wirksamkeit an Krebszellen ist bisher in der Naturheilkunde noch nie beobachtet worden. Normalerweise töten die Pflanzen Krebszellen ab, oder sie aktivieren die Abwehrkräfte gegen Krebs. Nur der Galgant hat beide Wirkungen. Diese Laborversuche bestätigen die einzigartige Wirksamkeit von Galgant bei der Krebsabwehr. Gegenwärtig laufen diverse Studien zum Galgant als Arzneimittel gegen Krebs. Seitdem empfehle ich jedem Hildegard-Patienten die Einnahme von Galganttabletten nach jedem Essen. Dies ist der beste Schutz vor Krebs und anderen

Autoaggressionskrankheiten und zur Tumorrezidiv-Prophylaxe.

Scharfstoffe des Galgant beseitigen Entzündungen und Schmerzen

Aus der Galgantwurzel konnten bisher sechs verschiedene Scharfstoffe isoliert werden, die zusammen mit den Bioflavonoiden eine entzündungshemmende und schmerzlindernde Wirkung ausüben.

Die Entzündungshemmung und Schmerzbeseitigung beruhen auf einer Hemmung der Biosynthese von Prostaglandinen. Prostaglandine sind Gewebshormone, die zu Schmerz-, Fieber-, Schwellungs- und Entzündungsreaktionen führen und u.a. rheumatische Entzündungen und Schmerzen auslösen können. Zu den Prostaglandinhemmern gehören alle nichtsteroidalen entzündungshemmenden Medikamente wie z.B. Aspirin, Diclofenac, Ibuprofen, Indomethacin und Piroxicam. Die Stärke der Prostaglandinhemmung durch Galgant wurde in einer Studie mit 162 Arzneipflanzen untersucht, wobei Galgant eine signifikante Hemmung der Prostaglandin-Biosynthese von 32,7 Prozent der Indomethacin-Wirkung erreichte, ohne dessen gefährliche Nebenwirkung zu verursachen.

Galgant verhütet Thrombose und Embolien

Die Scharfstoffe in der Galgantwurzel sind nicht nur entzündungshemmend, sondern greifen auch in die Blutgerinnung ein, sodass die Bildung von Thrombosen und Embolien verhütet werden kann. Das heißt, Galgant verhütet den Gefäßverschluss, in dem er das Verklumpen des Blutes verhindert. Beim Aderlass kann man anhand der Hämatokritmessung die Fließeigenschaften des Blutes feststellen. Dabei hat sich gezeigt, dass sich durch Aderlass und anschließende Galganttherapie die Durchblutung verbessert, wodurch die Thrombose- und Emboliegefahr verhütet werden kann.

Die Thrombozatenaggregationshemmung ist immer ein Spiel mit dem Feuer. Einerseits ist eine normale Blutgerinnung absolut notwendig, um bei Blutungen sofort die Wunden zu verschließen. Andererseits muss die Thrombose- und Emboliegefahr verhütet werden. Hier ist der Galgant das Mittel zur Wahl, weil er vor der Thrombose- und Emboliebildung schützt, ohne in die Blutgerinnung einzugreifen.

Nach Prof. Michael DeBakey, Kardiologe und Pionier der Bypass-Technik in Houston, Texas, ist der Herzinfarkt oder der Schlaganfall ohnehin immer eine Folge eines Gefäßverschlusses durch eine vorausgehende Thrombose oder Embolie. Gefäße verstopfen, weil sie von freien Sauerstoffradikalen angegriffen werden und sich dadurch entzünden. Freie Radikale wiederum entstehen bei Stress und Überbelastung, und so ist auch jede Thrombosebildung eine Folge eines vorausgegangenen Schockerlebnisses oder von Dauerstress.

Ganz besonders wichtig ist der Einsatz von Galgant zur Vorbeugung von Herzinfarkt oder Schlaganfall, wenn arteriosklerotische Plaques (Ablagerungen) die Arterien, die Herzkranzgefäße oder in der Halsschlagader verschließen. Zu den Vorstufen eines Schlaganfalls gehören

auch die TIAs (vorübergehende Durchblutungsstörungen im Gehirn) mit zeitweiliger Verwirrtheit oder kurzem Bewusstseinsverlust.
Galgant wirkt immer und zuverlässig und ist zusätzlich auch noch wegen seiner Hemmung der Prostaglandinsynthese universal wirksam, schmerzstillend, antirheumatisch sowie fiebersenkend und schließlich auch noch entzündungshemmend. Und das alles ohne jede Nebenwirkung, abgesehen von seinem scharfen Geschmack.

Alle Inhaltsstoffe des Galgant tragen zu einer Stärkung der Herzaktivität bei

Erst durch die Gesamtheit der Inhaltsstoffe Bioflavonoide, Terpene und Scharfstoffe werden alle vier wichtigen Funktionen der Herzmuskulatur im Rahmen der Regelung der Körperfunktionen beeinflusst. Dazu gehören die Steigerung der Kraft der Herzmuskelkontraktion (positive inotrope Wirkung), die Einflussnahme auf die Herzfrequenz (chronotrope Wirkung), auf die Reizleitungsgeschwindigkeit (dromotrope Wirkung) und auf die Erregbarkeit der Herzmuskelkontraktion (bathmotrope Wirkung).

Galgant ist spasmolytisch und verhütet Krämpfe von Herzkranzgefäßen

Der Gehalt an speziellen ätherischen Ölen, darunter Camphen, Cineol, Cymol und Linalool, macht den Galgant zu einem krampflösenden Schmerzmittel, weil er die Krämpfe der Herzkranzgefäße, des Darmes und der

Gallenblase beseitigt. Im Zusammenwirken mit den Bioflavonoiden kommt es zu einer verbesserten Öffnung der Herzkranzgefäße und damit zu einer verbesserten Durchblutung des Herzens und zu einer geringeren Anfallsbereitschaft bei Angina pectoris.

Galgant ist angezeigt zur Behandlung von krampfartigen Angina-pectoris-Schmerzen und bei Beschwerden im Bereich von Magen und Darm, der Gallenwege, der ableitenden Harnwege und der weiblichen Sexualorgane. Durch seine Schärfe regt Galgant die Verdauungssäfte in Magen und Galle und die Fermentproduktion im Darm an. Galgant wirkt damit karminativ, darmreinigend, durchblutungsfördernd, wärmend, aphrodisierend, stimmungsaufhellend, appetitanregend, magenfreundlich und verdauungsfördernd, vor allem auch blähungstreibend beim Roemheld-Syndrom sowie entlastend für das Herz.

Zusammen mit den bereits bekannten antioxidativen, antibakteriellen, entzündungshemmenden, krampflösenden, schweißtreibenden, fiebersenkenden, schmerzstillenden und krebshemmenden Eigenschaften ist der Galgant ein lebensrettendes Notfallmittel nicht nur in der Hildegard-Heilkunde, sondern in der gesamten Naturheilkunde.

Wer einmal einen Herzinfarkt oder beginnenden Schlaganfall überlebt hat, weiß aus Erfahrung, dass sich solche bedrohlichen Situationen immer wiederholen können. Daher sollte jeder stets Galganttabletten bei Tag und Nacht bereithalten, um sein Leben auch in schwierigen Situationen zu schützen. Lediglich Menschen mit empfindlichem Magen sollten bei der Einnahme von

Galgant vorsichtig sein oder die etwas mildere Form der Fenchel-Galgant-Tabletten wählen.

Galgant in der Hildegard-Heilkunde

Der in der Hildegard-Medizin verwendete kleine oder echte Galgant (*Alpinia officinarum*) gehört zur Familie der Ingwergewächse (*Zingiberaceae*).
Als »Gewürz des Lebens« bezeichnete Hildegard die Wurzel der Galgantpflanze. Und tatsächlich erweist sich die Schärfe des Galgant als ein zuverlässiger Retter in der Not zur Verhütung von Herzinfarkt und Schlaganfall sowie bei Schmerz- und Krampfsituationen. Hildegard schreibt: »Wer unter Herzschmerzen leidet oder wem eine Herz-Kreislauf-Schwäche droht, der esse sofort eine ausreichende Menge Galgant und es wird ihm besser gehen.«
Bereits 1984 habe ich mit meiner Monografie über den Galgant dem Bundesgesundheitsamt (BGA) in Berlin mitgeteilt, dass Galgant aufgrund seiner pharmakologischen Wirksamkeit vor den beiden Killer-Krankheiten Herzinfarkt und Krebs schützen kann.
Die Experten vom BGA in Berlin haben mir daraufhin mitgeteilt, dass sie diese Wirksamkeit nicht erkennen können, weil sie bisher in keiner anderen Pharmakopöe der Welt von einer derartigen Wirkung gehört haben. Dennoch haben sie den Galgant für Verdauungsbeschwerden und zur Appetitanregung als wirksam und

unbedenklich anerkannt. Die beobachtete Herz-Kreislauf-Wirksamkeit wurde also vom BGA nicht anerkannt. Indirekt wurde aber vom BGA bestätigt, dass die von Hildegard beschriebene Wirksamkeit allein von Hildegard beschrieben wurde, also weder abgeschrieben noch aus der Klostermedizin übernommen worden ist. Sie ist tatsächlich nur in Hildegards visionärer Heilkunde zu finden.

Wir haben dann dennoch versucht, Galgant aufgrund seiner einzigartigen Wirkung zur Verhütung von Herzinfarkt und Schlaganfall klinisch prüfen zu lassen. Diese Prüfung sollte im Krankenhaus für Naturheilweisen in München bei Dr. Walter Zimmermann 1 Millionen DM kosten! Das war das Ende der klinischen Prüfung des Galgant in der Schulmedizin. Dennoch hat unser Galgant später Dr. Zimmerman das Leben gerettet, als er beim Rasenmähen einen Angina-pectoris-Anfall bekam und ihn dank Galgant überlebte.

Inzwischen hat sich der Galgant bei über 30 000 Patienten zur Beseitigung von Angina-pectoris-Schmerzen, zur Verhütung von Herzinfarkt und Schlaganfall sowie bei der Tumorrezidiv-Prophylaxe bewährt.

Der Herzinfarkt ist für mehr Tote verantwortlich als irgendeine andere Krankheit. Verursacht wird der Herzinfarkt durch einen Gefäßverschluss, bei dem sich ein Thrombus durch die arteriosklerotisch verstopften Herzkranzgefäße zwängt, wodurch der Herzmuskel von der Sauerstoff- und Nahrungsversorgung abgeschnitten wird und abstirbt. Charakteristisch sind immer die ausstrahlenden Herzschmerzen, die sich bis zum Vernichtungsschmerz aufschaukeln können. Deshalb ist der Galgant ein echter Lebensretter, weil er durch seine krampflösende Wirkung sofort den Schmerz beseitigt, indem er die Gefäße öffnet und die Versorgungslage wiederherstellt. Schneller als mit Galgant können Sie keine Hilfe finden. Und jede Minute zählt!

Galgant und Krebs

Der Hinweis, dass Galgant Krebs verhüten kann, fand bis heute weder von den »Experten« beim BGA noch seiner Nachfolgeorganisation Bundesinstitut für Arzneimittel und Medizinprodukte (BfArM) die geringste Beachtung. So nachlässig wird die Bevölkerung vor der grassierenden Krebs-Epidemie geschützt. Im Jahr 2020 sollen trotz oder gerade wegen der Fortschritte der Schulmedizin auf diesem Gebiet jeder zweite Mann und jede dritte Frau an Krebs erkranken, und keiner kümmert sich darum, wie man Krebs verhüten kann.

Endlich bestätigt aber auch die Wissenschaft die Wirksamkeit von Galgant zur Krebsprophylaxe und Therapie. Inzwischen wurden die Befunde von Peter Houghton, Professor of Pharmacognosy at King's College in London, aufgegriffen und wissenschaftlich bestätigt. Prof. Peter Houghton und sein Team haben nun den kleinen Galgant (Alpina galanga officinarum) bei Tierversuchen als Extrakt eingesetzt und festgestellt, dass der Wurzelextrakt mit Quercetin und Galganin einerseits **Krebszellen** abtötet, andererseits aber auch die gesunden Zellen vor krebserregenden Substanzen zu schützen vermag. Galgant aktiviert das GST-Enzym, wenn er Leberzellen zugefügt wird. GST oder Glutathion S-Transferase ist ein entgiftendes Enzym, weil es Krebserreger aus den Zellen entfernt. Darüber hinaus wurde festgestellt, dass Galgant in der Lage ist, Haut- Brust- und Lungenkrebszellen in Zellkulturen abzutöten.

Mittel und Rezepte

Galgantwurzelpulver kann als Gewürz präventiv und stärkend täglich zum Wohlbefinden beitragen, denn Galgant weckt die innere Lebenskraft und führt zu mehr körperlicher Vitalität. So kann man Galgant in der Küche ganz einfach anstelle von Pfeffer verwenden. Gesunde wie auch Kranke profitieren von der für Galgant typischen Schärfe, die den Appetit anregt und eine bessere Durchblutung bewirkt. Das scharfe Geschmackserlebnis in der Mundhöhle bringt Speichel und Magensaft zum Fließen, was Speisen verdaulicher macht.
Ebenso einfach lässt sich die Galgantwurzel als Galgantwein oder in Form von Tabletten anwenden, in erster Linie als zuverlässiges Schmerzmittel.

Galganttabletten

Universalmittel bei Herzschmerzen, Herzschwindel, Herzschwäche, extremer Müdigkeit, beginnendem Schlaganfall, beginnendem Herzinfarkt, beginnendem Hörsturz.

Im Notfall bei akuten Herzschmerzen oder bei Schlaganfallgefahr: 3–5 Galganttabletten im Mund zergehen lassen, danach ein Likörglas Petersilien-Elixier.
Nach fünf Minuten wiederholen: noch mal 3–5 Galganttabletten im Mund zergehen lassen, danach ein Likörglas Petersilien-Elixier. Und noch ein drittes Mal. Danach sind die brutalen Schmerzen meistens verschwunden, und man hat Zeit gewonnen, um ärztliche Hilfe zu holen.
Zur allgemeinen Stärkung, besonders auch im Rahmen der Krebstherapie und Rezidivprophylaxe: 3-mal täglich nach dem Essen 1 Tablette im Mund zergehen lassen.
Bei Flugangst, insbesondere bei Start und Landung 1–3 Tabletten im Mund zergehen lassen.

Fenchel-Galgant-Tabletten

In der Kombination mit Fenchel, einem Karminativum mit darmreinigender und krampflösender Wirkung, ist Galgant ein hervorragender Helfer bei Verdauungsbeschwerden: Fenchel und Galgant regen gemeinsam den Appetit wieder an. Sodbrennen und Blähungen, die auch zu Herzschmerzen führen (Roemheld-Syndrom), sowie Magen-Darm-Probleme nach unbekömmlichem Essen werden schnell beseitigt oder zumindest gelindert. Nach einer reichhaltigen Mahlzeit wirken Fenchel-Galgant-Tabletten besser als jeder Verdauungsschnaps.
Die darmreinigende Wirkung des Fenchels und die herzwirksamen Eigenschaften des Galgants tragen gemeinsam dazu bei, wieder Ordnung in den durch falsche

Kost oder anderen Stress strapazierten Organismus zu bringen. Fenchel-Galgant-Tabletten gehören deshalb auch in jede Reiseapotheke.
Die Fenchel-Galgant-Tabletten sind zudem eine gute Alternative für Menschen, denen reine Galgant-Tabletten zu scharf schmecken.
Bei Bedarf 1- bis 3-mal täglich 1–2 Tabletten auf der Zunge zergehen lassen.

Galgantpulver

Galgantwurzel in Pulverform lässt sich vielseitig einsetzen, um vor allem Herz, Magen und Darm zu stärken. Bei täglicher Anwendung als Speisegewürz trägt Galgant dazu bei, Entzündung vorzubeugen, bei Erschöpfung, Nervenleiden und schwacher Gesundheit wieder zu Kräften zu kommen sowie Schmerzen und inneren Druck aufzulösen. Das Pulver kann sowohl ins Essen gemischt als auch mit anderen heilkräftigen Substanzen (siehe auch Galgant-Bertram-Wein) innerlich angewendet werden.
Bei Verdauungs- und Herzbeschwerden 1- bis 3-mal täglich das Essen mit 3 Msp. Galgantpulver würzen.

Galgantwein

Zur Schmerzbeseitigung: 1 TL frische Galgantwurzel oder 1–2 TL Galgantpulver 1 Min. in 250 ml Rotwein aufkochen. Nicht abseihen und warm schluckweise trinken.

Bei Rücken- und Ischiasschmerzen, Rheuma, Arthritis oder Arthrose: 1- bis 3-mal täglich je nach Schmerzen ein Likörglas trinken

Hinweis: Diese Arznei ist nur für Erwachsene geeignet. Da der Galgantwein gekocht wird, enthält er nur noch sehr wenig Alkohol, ist jedoch für alkoholkranke Menschen und Kinder nicht geeignet. Es gibt viele andere Anwendungsmöglichkeiten, z. B. Galganthonig, Galgant als Gewürz usw.

Galganttinktur (Galganttropfen)

Dieser alkoholische Auszug aus der Galgantwurzel stärkt Herz und Magen und wirkt sich mitunter sehr positiv auf Appetitlosigkeit sowie Verdauungsbeschwerden aus.

Sie ist einfach selbst herzustellen aus 10 g Galgantwurzel (geschnitten oder grob pulverisiert) und 100 ml 40%igem Alkohol (z. B. Wodka, Korn o. Ä.)

Die Galgantwurzel und den Alkohol in eine Flasche mit weitem Hals füllen, gut verschließen und die Tinktur anschließend an einem dunklen Ort drei Wochen ziehen lassen, gelegentlich gut durchschütteln. Die Tinktur durch ein Sieb filtern und am besten in eine beschriftete Tropfflasche füllen.

Die Galanttinktur ist auch eine rasche Hilfe bei Grippe, Virusfieber, Schmerzen und Krämpfen. Nehmen Sie bis zu 3-mal täglich 15 Tropfen der Tinktur in etwas Wasser ein (am besten 15 Minuten vor den Mahlzeiten) oder auch pur bei Schmerzen.

Galganttee

Bei Verdauungs- und Herzbeschwerden, Erschöpfung, Schlaflosigkeit:
1 TL (3 g) getrocknete, zerkleinerte Galgantwurzel mit 1 Tasse kochendem Wasser überbrühen und 10 Minuten ziehen lassen, dann durch ein Teesieb angießen.
Täglich 1–3 Tassen trinken.
Bei Zahnfleischerkrankungen kann mit dem Galganttee gegurgelt werden.

Galgant-Bertram-Wein

Nach einer Virusgrippe sowie nach allen Infektionskrankheiten zur Entfernung von Toxinen. Bei Herpes, Harnwegsinfektionen, Epstein-Barr-Virusinfektion, Hepatitis, Borreliose, Hodgkin-Lymphom.
Je 1 TL Bertram- und 1 TL Galgantpulver in 250 ml Rotwein geben und aufkochen. Nicht abseihen und etwas abkühlen lassen, warm schluckweise trinken. Wem der Geschmack zu scharf und herb ist, kann mit Fencheltee oder Apfelsaft nachspülen.
Den so jeweils frisch zubereiteten Wein 1- bis 3-mal täglich je nach Beschwerden 4 Wochen lang trinken.
Hinweis: Diese Arznei ist nur für Erwachsene geeignet.

Die Kombination von Bertram- und Galgantpulver mit dem Wein überwindet die Blut-Hirn-Schranke und löst im zentralen Nervensystem eine verstärkte Durchblutung und Schmerzbeseitigung aus. Außerdem werden die Toxine aus dem Nervensystem entfernt. Zudem wird die desinfizierende, entzündungshemmende und krampflösende Wirkung beider Heilpflanzen um ein Vielfaches verstärkt. Dieser Wein sorgt für eine sanfte Ausleitung von Neurotoxinen, die normalerweise in den Nerven durch die körpereigenen Fette gebunden werden und alle möglichen Krankheitssymptome zusätzlich verschlimmern.

Galganthonig

Ganz allgemein schenkt Galganthonig Kraft, er regt an und hellt die Stimmung auf.
Bei pseudoepileptischen Anfällen, Krämpfen oder Gallenkoliken sofort 2 bis 3 Msp. Galganthonig auf der Zunge zergehen lassen.
Die Zubereitung ist einfach: Galgantpulver in Bienenhonig einrühren, dazu den Honig gegebenenfalls leicht erwärmen. Der Galganthonig ist in unterschiedlicher Konzentration anzuwenden:

- Kinder: 1 TL auf 100 g Honig (5%iger Galganthonig)
- Erwachsene: 4 TL auf 100 g Honig (20%iger Galganthonig)
- nur bei sehr starken Beschwerden von Erwachsenen: 6 TL auf 100 g Honig (30%iger Galganthonig)

Der süße Honig mildert zum einen die Schärfe des Galgantpulvers, zum anderen besitzt er, wenn von guter Qualität, ebenfalls heilkräftige Eigenschaften.

Galgant-Himbeer-Wasser

Bei akuten fiebrigen Virusinfektionen oder zu deren Vorbeugung in ein Glas kaltes Wasser 2–3 Msp. Galgantpulver (oder 2 Galganttabletten) geben, einen Schuss Himbeersaft und den Saft einer frisch ausgepressten Zitrone hinzufügen und alles gut verrühren. Diese Mischung 3-mal täglich trinken, bis Besserung eintritt.

Galgant-Ingwer-Salbe (Handelsname: Virita Red)

Virita Red enthält Kakaobutter, Kokosbutter und Sheabutter sowie ätherische Öle aus Galgant und Ingwer. Kokosbutter besteht zu 50 Prozent aus Laurinsäure mit antiviraler, antibakterieller und antiparasitärer Wirkung. Der Körper produziert aus Laurinsäure die wirksame Monolaurinsäure, und diese löst die Fettmembrane von den krank machenden Bakterien, Viren, Pilzen und Parasiten. Auf diese Weise schützt sie vor Genital- und Lippenherpes, Humane Papillomviren (HPV), Hepatitisviren, Candida-Infektionen, Parasiten wie Gardenia lamblia und sogar vor Aids-Viren.

Galgant enthält (wie auch der Ingwer) sehr wertvolle ätherische Öle mit ihrem charakteristischen würzigen, zitronigen und frisch balsamischen Duft. Die sanften Essenzen der scharfen Wurzeln werden durch Wasserdampfdestillation von den Scharfstoffen abgetrennt und sind sehr mild und hautfreundlich, sodass sie keine Reizungen oder Entzündungen auslösen können. Ganz im

Gegenteil verstärken die ätherischen Öle die Wirksamkeit gegen Bakterien, Viren, Pilze und Parasiten.
Das Galgantöl enthält über 50 verschiedene Monoterpene und Sesquiterpene. Der Hauptinhaltsstoff ist das Terpen Cineol. Das ätherische Öl aus Ingwer enthält ebenso viele Mono- und Sesquiterpene, vor allem Zingiberen, Camphen und Limonen. Aufgrund dieser ätherischen Öle aus Galgant und Ingwer entfaltet die Kombination einen einzigartigen antibakteriellen, antimykotischen und antiviralen Schutz auf der Haut.
Galgant-Ingwer-Salbe dient der Förderung der Hautgesundheit sowie zur Hautkrebsprophylaxe und Behandlung von Warzen, Hautflecken und Basaliomen. Erhöht die Abwehrkraft der Haut gegen pathogene Keime, Pilze und Viren, z. B. Humane Papillomviren.
Die Salbe mehrmals täglich auf die Hautstellen bzw. Pigmentveränderungen spiralförmig einmassieren.
Hinweis: Im Zweifelsfall und bei auffälligen Pigmentveränderungen ärztlichen Rat einholen.

Fallgeschichten, Erfahrungsberichte

Galgant bei Herzbeschwerden, Angina pectoris

Eine Allgemeinärztin berichtet, dass sie seit vielen Jahren Galgant mit dem allerbesten Erfolg bei allen Herzbeschwerden verordnet. Meist unabhängig von der Diagnose, zum Beispiel Cor nervosum [nervöse Herzbeschwerden], leichte Herzinsuffizienz, hyperkinetisches

Herzsyndrom [u.a. schneller Puls, hoher Blutdruck], Myokardschwäche [Herzmuskelschwäche] sowie bei manifester Angina pectoris als zusätzlicher Schutz bei Hypertonie und bei Bypass-Operationen. Die stärkeren chemischen Medikamente konnten dabei erheblich reduziert bzw. langsam und behutsam abgesetzt werden. Die Domäne von Galgant sei und bleibe unbestritten der akute Angina-pectoris-Anfall, der sich immer, ohne Ausnahme, innerhalb von ein bis fünf Minuten komplett löste.

Galgant bei Angina Pectoris, Angst und Unruhe

Ein Klinikarzt berichtet, dass die chronotrope [die Schlagfrequenz betreffend] Beeinflussung der Herzfrequenz durch Galgant in mehreren Fällen eindeutig beobachtet worden sei. Der kardiogene Schock stellt eine der schwersten Komplikationen der Angina pectoris dar und findet sich auch bei einem großen Teil aller akuten Fälle von Herzinfarkt. Bei einem Schock infolge akuter Herzinsuffizienz findet man objektiv einen Blutdruckabfall, Tachykardie mit Anstieg der Herzfrequenz, auch mit Stauungssymptomen, Blässe, kaltem Schweiß und kalten Gliedmaßen. Nach Einnahme von Galgant kam es bei fast allen Patienten (ca. 90 Prozent) in wenigen Minuten zu einem Verschwinden der oben genannten typischen Symptome. Vor allem aber wurden die Patienten ruhiger, seelisch ausgeglichen und verloren die beklemmenden Angstgefühle.

Galgant verbesserte die Herzkraft von 10 auf 40 Prozent

Die Behandlung mit follikelstimulierendem Hormon (FSH) hatte bei einer Patientin zu einer Thromboembolie, Herzinfarkt und Schlaganfall geführt.
Die Schulmedizin entließ sie aus der Klinik mit Betablockern, Blutverdünnern (Thrombo-Ass) und der Empfehlung für die Liste zur Herztransplantation wegen der Herzschwäche (nurmehr 10% Kapazität). Sie begann mit der Umstellung auf Hildegard-Kost, Galgant 3-mal täglich, danach Petersilien-Elixier und Fencheltee.
Mit Einverständnis ihres Hautarztes setzte sie die Medikamente ab. Statt Thrombo-Ass nahm sie Galganttabletten und trank zusätzlich Tee aus Mädelsüß und Weißklee. Ein folgender Hildegard'scher Aderlass verbesserte weiter ihr Befinden, die Herzschmerzen verringerten sich. Die Hildegard-Ernährung war für sie zur Normalkost geworden. Nach einem halben Jahr ließ sie das Herz bei einem führenden Kardiologen testen. Er machte vier Überprüfungen der Herzkapazität und kam auf ein Ergebnis von rechts bis zu 40 Prozent, die linke Seite wäre noch schwach. Er riet ihr, sich weiterhin zu schonen. Die Medikamente bekämen ihr offensichtlich gut, meinte er dazu nur.

Galganttabletten nach Herzinfarkt und Herzschmerzen

Ein Mann hatte einen Herzinfarkt erlitten. Im Krankenhaus wurden ein großer und ein kleiner Herzkatheter geschoben, die verschlossene Vene wurde gesprengt. Danach erhielt der Patient die gängigen Herzmittel (Nitroglyzerin, Betablocker, Statine, Blutdrucksenker,

Calcium-Kanal-Blocker und Aspirin) und wurde zur Rehabilitation entlassen.

Sechs Monate später ließ er Hildegard'schen Aderlass durchführen und machte die kleine Herzkur: Galganttabletten und Petersilien-Elixier. Dadurch vergingen die Herzschmerzen und der durch den Katheter verursachte Schiebeschmerz, der sich bis dahin fast jeden Tag bemerkbar gemacht hatte. Das EKG ist seitdem ohne Befund, und auch das Angiogramm zeigt keine verschlossenen Gefäße mehr.

Galganttabletten bei Herzattacken mit Herzschmerzen, Herzrasen und Rhythmusstörungen

Eine junge Lehrerin litt täglich an Herzattacken mit Herzschmerzen, Herzrasen, Rhythmusstörungen und einem starken Druckgefühl. Mehrmals täglich musste sie ihre schweißdurchnässte Kleidung wechseln. Schwindel und Ohnmachtsanfälle verschlimmerten den Zustand. Beim Kardiologen wurde kein organischer Befund erhoben. Durch Galganttabletten, eine Griechenklee-Kur und einen Aderlass verschwanden die Schmerzattacken, der Schwindel, die Ohnmachtsanfälle und das Schwitzen und das Allgemeinbefinden normalisierten sich wieder.

Galgant bei Herzschmerzen mit Migräne und Schwindel

Eine 45-jährige Patientin litt bereits im 12. Lebensjahr an rheumatischem Fieber, das zu einer Mitralstenose im Alter von 17 Jahren führte. Mit 22 Jahren kam es zu

Vorhofflimmern und Herzschmerzen, sodass eine Herzklappenerweiterung durchgeführt werden musste. Durch den Eingriff zog sie sich zusätzlich eine schwere Hepatitis zu, die den Klinikaufenthalt um zwei Monate verlängerte. Mit 36 Jahren wurden zwei weitere Dilatationen (Erweiterungen) vorgenommen, die aber nicht den gewünschten Erfolg brachten.
Herzschmerzen, Kopfschmerzen, Migräne, Schwindel und Kreislaufzusammenbrüche führten zu einer zunehmenden Verschlechterung der körperlichen Belastbarkeit. Im EKG wurde eine schwere Mitralstenose mit einer Klappenöffnungsfläche von nur noch einem Quadratzentimeter erkannt. Die Herzschmerzen waren so stark, dass sie mit Nitroglyzerinpräparaten nicht mehr verschwanden und sich zu starken Angina-pectoris-Attacken auswuchsen. Erst durch die Behandlung mit Galgant konnten die Herzschmerzen unter Kontrolle gebracht werden.

Galgant als Nachsorge einer Herzoperation

Aufgrund seiner guten Erfahrungen mit Galgant nach seiner eigenen Herzoperation schrieb mir der amerikanische Kardiologe Professor Michael Ellis DeBakey kurz vor seinem 100. Geburtstag: Er habe über ein Jahr lang täglich Galgant genommen, als er sich von einer Herzoperation erholte, und sein Herz sei stark und gesund. Für das Zustandekommen dieser guten Genesung war Galgant signifikant hilfreich gewesen, ganz zu seiner eigenen Überraschung und der seiner Ärzte.

Galgant nach Herzinfarkt

Ein Mann erlitt mit 58 Jahren einen Vorder- und Rückwandinfarkt, der drei Tage lang in der Klinik nicht erkannt wurde. Ein Bypass war nicht mehr möglich, weil die Herzkranzgefäße bereits abgestorben waren. Durch Gabe von Adalat und Betablockern konnten die Herzschmerzen nicht beseitigt werden. Jeder Wetterwechsel und jede Aufregung lösten neue Attacken aus. Durch die Einnahme von Galgant und Petersilien-Elixier wurden diese Schmerzen jedoch beseitigt. Er ist hundertprozentig vom Galgant überzeugt, da sein Herz innerhalb von fünf Minuten wieder normal reagiert.

Galgant bei drohendem Schlaganfall

Während einer Autofahrt fiel einem Mann plötzlich der linke Arm kraftlos vom Steuer und fühlte sich kribblig und taub an, das Gesicht wurde pelzig, die Sprache blieb weg. Sofort fuhr er auf den Standstreifen der Autobahn und ließ innerhalb kurzer Zeit drei Galganttabletten im Mund zergehen. Bereits nach 10 Minuten verschwanden die Symptome, das normale Empfinden in Gesicht und im Arm stellte sich wieder ein. Trotzdem suchte der Mann das Krankenhaus auf, wo nach 1½ Stunden ein EKG ohne Befund erhoben wurde. Nach einem Tag Beobachtungszeit konnte der Patient wieder nach Hause entlassen werden. Die üblichen Infusionen waren nicht erforderlich.

Galgant bei Herzanfall

Bei einem Mann mit Roemheld-Syndrom (Blähungen im Oberbauch mit Zwerchfellhochstand nach dem Essen) wurde durch den Magen-Herzkranzgefäß-Reflex ein Herzanfall ausgelöst. Es traten linksseitige Brustkorbbeklemmungen, Herzschmerzen, Herzrhythmusstörungen und Atemnot auf. Im EKG konnten keine Veränderungen festgestellt werden. Auch im Belastungs-EKG war nichts Auffälliges zu beobachten. Durch die Einnahme von Galganttabletten und Petersilien-Elixier traten die Herzanfälle immer weniger auf, spätestens zehn Minuten nach Einnahme der Galganttabletten war der Patient beschwerdefrei. Er trägt außerdem eine Jaspisscheibe in der Herzgegend auf der Haut, mit der er Herzrhythmusstörungen auflöst.

Galgant bei Beinvenen-Thrombose

Nach langer Autofahrt im Urlaub bemerkt eine Frau eine Schwellung im Unterschenkel mit starken Schmerzen und Krämpfen. Sie wird ins Kreiskrankenhaus eingewiesen, wo bei einer Angiografie im rechten Bein eine nicht mehr frische Beinvenenthrombose mit Verschluss der tiefen Beinvene bis knapp unterhalb des Oberschenkels festgestellt wird. Die Patientin wird auf der Intensivstation mit Streptokinase und Urokinase behandelt, worauf sich sehr hohes Fieber entwickelt. Die Schmerzen im Bein sind unerträglich. Unter zusätzlicher Heparin-Therapie tritt ein allergischer Juckreiz ein. Das Bein schwillt an, rötet sich und schmerzt. Daraufhin wird eine Marcumar-Therapie (Blutverdünnung) begonnen. Nach

zwei Wochen wird die Patientin ohne sichtbaren Erfolg aus dem Krankenhaus entlassen.
Die Patientin wollte nun mit Hildegard-Mitteln behandelt werden. Die Venenentzündung verschwand nach zwei Wochen durch Behandlung mit Brennnesselsaft und Hanfkompressen (täglich), durch Umstellung der Ernährung auf Dinkelkost sowie durch die Einnahme von Galganttabletten dreimal täglich nach dem Essen. Die Beschwerden klangen ab, die Schmerzen verschwanden, und die Patientin konnte sich wieder normal bewegen. Nach drei Monaten wurde sie erneut im Krankenhaus untersucht, ohne Befund – was zu der Bemerkung führte, sie habe wohl das falsche Bein gezeigt.

Galgant bei fehlenden sexuellen Empfindungen

Bei einem Mann wurde durch einen Verschluss der Halsschlagadern das Gehirn kaum mehr durchblutet. Er war fast eine Woche lang vollständig gelähmt. Nach einer Operation an der Halsschlagader ging die Lähmung sehr rasch zurück. Er litt aber weiterhin sehr darunter, keine sexuellen Empfindungen mehr zu haben. Der Patient nahm daraufhin Galgant und machte bereits nach zweimaliger Einnahme die Erfahrung, dass seine sexuellen Gefühle vollständig zurückgekehrt waren.

Galgant nach Krebsoperation und Chemotherapie

Die Patientin litt nach einer Krebsoperation am Hals und Chemotherapie unter ständiger Übelkeit, Erbrechen nach fast jeder Mahlzeit und unter Geschmacksverlust. Nach der Einnahme von Galganttabletten war bereits nach wenigen Minuten die Übelkeit verschwunden, und sie konnte zum ersten Mal wieder etwas schmecken. Seitdem sie regelmäßig Galgant einnimmt, kann sie ohne Beschwerden essen.

Galganttabletten als Tumorrezidiv-Prophylaxe

Bei einer Krankenschwester musste bei einer Brustkrebs-OP die rechte Brust entfernt werden. Anschließend bekam sie eine Strahlentherapie und sollte für mindestens fünf Jahre Tamoxifen nehmen. In der wissenschaftlichen Literatur wird Tamoxifen als menschliches Kanzerogen beschrieben, also als ein Mittel, das selber Krebs auslöst. Ohnehin vertrug die Patientin Tamoxifen nicht und setzte es ab. Jetzt erst lernte die Patientin die Hildegard-Heilkunde kennen. Von nun an befolgte sie die Tumorrezidiv-Prophylaxe der Hildegard-Medizin mit der Ernährungsumstellung auf Dinkel, Obst und Gemüse, jährlichem Aderlass, Darmsanierung nach Hildegard, Stärkung des Immunsystems mit Wasserlinsen-Elixier und Galganttabletten dreimal täglich.
Inzwischen bestätigten die Ärzte durch intensive Untersuchungen mit Doppelbefund bei zwei weiteren Onkologen vollständige Tumorfreiheit.

Bertram

gegen Infektionen und Seuchen

Pflanzenporträt

Der echte Bertram, lateinisch *Anacyclus pyrethrum Linné,* aus dem Griechischen *pyr* = Feuer und *athroos* = häufig, ist vom brennenden Geschmack abgeleitet. »Puretos« ist ein anderes griechisches Wort für Bertram, von dem das lateinische Wort »purethon« abgeleitet wurde, von dem der heutige *Anacyclus pyrethrum* seinen Namen hat.
Bertram, *Anacyclus pyrethrum officinarum Hayne,* gehört wie die Schafgarbe zur Familie der Korbblütler (lateinisch *Asteraceae*), von denen es über siebzig Arten gibt. Deutscher Bertram *(Pyrethrum germanicum)* und römischer Bertram *(Anthemis pyrethrum)* finden bei Hildegard keine Verwendung. Der deutsche Bertram ist einjährig und hat eine viel schwächere Wirkung als der echte Bertram.
Verwendet wird die getrocknete Wurzel, auch Zahnwurzel genannt, *Radix pyrethrum L.,* die einen leicht aromatischen Geruch hat und im Mund einen zusammenziehenden Geschmack hinterlässt.

Aussehen und Vorkommen

Der weitverbreitete Bertram ist eine alte klassische Heilpflanze und wächst auf sonnigen Hängen und trockenen steinigen Böden wie ein Unkraut in einer Höhe oberhalb von 800 bis 3000 Metern. Bertram ist in der arabischen Welt weitverbreitet, vom Atlasgebirge in Nordafrika über Syrien bis hin zum Himalajagebirge in Nepal. Weil die Pflanze gegen Trockenheit unempfindlich ist, kann sie auch auf durch Wind und Wasser abgetragenen steinigen Böden wachsen. Im Frühjahr treibt die Wurzel eine Rosette mit fedrigen Blättern. Die zahlreichen weißen Blüten ähneln einer Kamille mit tiefroten Streifen auf der Unterseite. Die Pfahlwurzel ist eine Anpassung an die dichte Schneedecke und den strengen Winter im Atlasgebirge, seiner vornehmlichen Heimat.

Die heilende Wirksamkeit sitzt in der spindelförmigen geringelten Bertramwurzel mit einer Länge von 5–14 cm und einem Durchmesser von 1–3 cm. Die Wurzel ist außen dunkelgrau-braun und innen braun-weiß, im Bruch mit zwei kreisförmigen Harzringen. Die Wurzel ist geruchlos, jedoch von einem scharfen, sehr beißenden Geschmack, der ein Hitzegefühl hinterlässt. Beim Kauen entwickelt die Wurzel einen sehr starken Speichelfluss mit einem charakteristischen prickelnden Geschmack auf der Zungenspitze und den Lippen. Diese Eigenschaften fehlen bei allen anderen Bertramarten und sind ein Hinweis auf die Echtheit des Bertram.

Die frische Wurzel wird gewaschen, getrocknet und geschnitten und dann zu einem Pulver vermahlen, das einen leicht aromatischen Geruch hat und von hellbrauner bis grauer Farbe ist.

Inhaltsstoffe und pharmakologische Wirkung

Der echte Bertram ist eine wertvolle Heilpflanze, dessen Wurzeln bemerkenswerte Wirkstoffe mit hervorragenden pharmakologischen Eigenschaften enthalten.

In der traditionellen indischen Medizin wird die Bertramwurzel zur Anregung des Speichelflusses, als Aphrodisiakum, zur Lokalanästhesie und zur Behandlung von Lähmungen, Epilepsie, Rheuma und Zahnschmerzen eingesetzt.

Hufeland, Goethes Leibarzt, schätzte Bertram bei Zahnweh und zur Steigerung der Durchblutung von Organen (reaktive Hyperämie), weil Bertram die Haut besser durchblutet. Bezüglich der Bertram-Heilkraft bei Lähmung und intermittierenden Fiebern (Wechselfiebern) schreibt er: »Bertram übertraf oft die gewöhnlichen stärksten Heilmittel an Wirksamkeit.« Die beiden englischen Ärzte Bentley und Trimen bezeichneten Bertram als starkes speicheltreibendes Mittel und Durchblutungsmittel, das als Kaumittel gegen Zahnschmerzen, Zungen- und Kehlkopflähmung, Stimmlosigkeit und Gurgelmittel bei vereiterten Mandeln Anwendung findet.

Nach dem Arzt Madaus wird Bertram vorzugsweise bei Zungenlähmung sowie bei rheumatischen und neuralgischen Erkrankungen der Kopf- und Gesichtsnerven eingesetzt. Ferner gibt man es bei Zahnschmerzen und zur Anregung des Speichels gegen Mundtrockenheit. Bertram fördert die Verdauung, wirkt als allgemeines Stärkungsmittel und steigert die Abwehrkräfte.

Zahlreiche wissenschaftliche Studien bestätigen diese Aussagen und zeigen, dass der Bertram aufgrund seiner Inhaltsstoffe folgende Eigenschaften hat:

- entzündungshemmend (Antiphlogistikum)
- antidepressive Wirkung
- krampflösend (Spasmolytikum)
- wirksam gegen Bakterien, Viren, Pilze, Parasiten und Insekten
- lokalanästhesierend und desinfizierend
- immunstimulierend und immunmodulierend
- verdauungsfördernd und appetitanregend
- die kognitiven Eigenschaften und die Sexualität fördernd
- krebshemmend
- antidiabetisch
- schleimlösend
- antiepileptisch, krampflösend und antitremor wirkend
- adstringierend, regt die Speichelproduktion an

Bertram fördert die kognitiven Eigenschaften

Die Bertramwurzel enthält Anacyclin. Dieses ist chemisch ein N-Alkylamid mit zwei Acetylenbindungen, die dem Bertram sein spirituelles Feuer verleihen. Diese Substanzen sind einzigartige Heilmittel. Im Vergleich zu Anacyclin ist Pellitorin (früher Pyrethrin) ebenfalls ein N-Alkylamid, enthält aber keine Acetylenbindungen.

Mein Lehrer Prof. Dr. Ferdinand Bohlmann am Institut für Organische Chemie der TU Berlin hat bereits in den Sechzigerjahren die Wirkstoffe von Bertram untersucht und aus dem Gemisch von Alkaloiden das Anacyclin isoliert. Anacyclin verbessert das Gedächtnis, die Konzentrationsfähigkeit, die Gehirndurchblutung und die intellektuellen Fähigkeiten. Er ist eines der wirksamsten Mittel zum Schutz und zur Behandlung von frühzeitiger Demenz und der Alzheimer-Krankheit, bei Sprechschwierigkeiten und Lähmungen nach Schlaganfall. In der russischen Volksheilkunde wird Bertram ebenfalls als starkes Tonikum für das Nervensystem sogar bei Epilepsie, gegen Lähmungen und nach Schlaganfall eingesetzt.

Bertram regt den Speichelfluss an und verbessert die Mikrobiologie in der Mundhöhle

Es gibt über 500 verschiedene Bakterienarten in der Mundhöhle, die durch unsere Lebensmittel vorzüglich ernährt werden und mit unserer Körpertemperatur ideale Wachstumsbedingungen vorfinden. Wenn der Mund keinen Speichel hat und trocken wird, wachsen pathogene Keime und Pilze, die Karies oder Kandidose auslösen können. Bertram erzeugt beim Kauen nach einer kurzen Initiationszeit ein prickelndes adstringierendes Gefühl auf der Zunge und regt damit die Speicheldrüsen an: Es fließt mehr Speichel. Die krank machenden Mikroorganismen werden durch Bertram aus dem Zahnfleisch gezogen und vom Speichel, der das natürliche Antibiotikum Thiozyanat enthält, desinfiziert. Der Speichel neutralisiert darüber hinaus die Übersäuerung im Mund und verhindert die Demineralisierung des Zahnschmelzes. Deshalb wird der Bertram zu Recht auch »Zahnwurzel« genannt.

Bertram hat entzündungshemmende Eigenschaften

Bertram hat eine starke entzündungshemmende und schmerzlindernde Wirkung, weil er die Biosynthese von Prostaglandinen hemmt. Prostaglandine sind Gewebshormone, die zu Schmerz-, Fieber-, Schwellungs- und Entzündungsreaktionen führen und u.a. rheumatische Entzündungen und Schmerzen auslösen können. Die Stärke der Prostaglandin-Hemmung durch Bertram wurde in einer Studie mit 162 Arzneipflanzen untersucht, wobei für Bertram eine signifikante Hemmung der Prostaglandin-Biosynthese gefunden wurde. Beide N-Alkylamide, Pellitorin und Anacyclin, bewirken eine starke Schmerz- und Entzündungshemmung, weil sie die beiden Enzyme Cyclooxygenase und die 5-Lipoxygenase hemmen, die bei der rheumatoiden Arthritis beteiligt sind.

Bertram beseitigt Depressionen

Patienten mit schweren Depressionen haben erhöhte Entzündungsanzeichen, die im Tierversuch durch Bertram beseitigt werden konnten. In entsprechenden Tierversuchen konnte gezeigt werden, dass Bertram die Entzündungswerte signifikant senken kann und als Antidepressivum wirksam sein könnte. Die antidepressiven Eigenschaften von Bertram wurden in den für die Pharmaindustrie typischen Tierversuchen getestet. Dabei bestätigte sich, dass durch den Bertramwurzelextrakt der Spiegel der Nervenbotenstoffe von Noradrenalin und Dopamin in Gehirnen von Mäusen erhöht wird.

Bertram hat krampflösende Eigenschaften in der Größenordnung von Benzodiazepam

Wie eine indische Studie zu Bertram bei Krampfanfällen, oxidativem Stress und kognitiven Beeinträchtigungen zeigen konnte, hat das in der Wurzel enthaltenen Anacyclin krampflösende, antiepileptische und Antitremoreigenschaften. In Tierversuchen konnte gezeigt werden, dass Bertram durch Elektroschock ausgelöste Krampfanfälle verhüten kann. Die Wirkung liegt in der Größenordnung von Benzodiazepam, einem starken Beruhigungsmittel.

Bertram verbessert die männliche Fruchtbarkeit

In Tierversuchen konnte gezeigt werden, dass das Anacyclin in den Bertramwurzeln die Testosteron- und Spermienproduktion steigert, wodurch sich die männliche Libido und die sexuelle Gesundheit verbessern können. Die Verabreichung des Bertramwurzelextrakts führte bei Ratten zu einer signifikanten Zunahme des Körpergewichts, der Spermienzahl, der Beweglichkeit und der Lebensfähigkeit der Spermien. Die Stärke liegt in der Größenordnung von anderen Libido-Boostern wie z. B. Panax Ginseng oder Bockshornklee. Durch die Stimulation werden die gonadotropinen Sexualhormone in der Hypophyse ausgeschüttet, welche die Keimdrüsen und damit die Spermienproduktion und Spermienmobilität anregen, wodurch sich die männliche Fruchtbarkeit verbessert. Da durch Bertram auch die Blutzufuhr im Gehirn und in den Genitalien verstärkt wird, kann es auch als stärkendes Mittel bei Impotenz und Libidoverlust eingesetzt werden: ein natürliches Viagra ohne dessen schädlichen Nebenwirkungen.

Pellitorin wirkt gegen Malaria, Aids und Ebola

Pellitorin gehört zu den N-Alkamiden, die den brennend scharfen Geschmack der Bertramwurzel erzeugen. Wie die neuesten wissenschaftlichen Studien zeigen, hat Pellitorin immunmodulatorische Eigenschaften, wodurch es einen umfassenden Schutz insbesondere vor viralen Infektionskrankheiten bietet, gegen die die Schulmedizin oft machtlos ist. Die immunstimulierende Aktivität des Bertram zeigt eine hochsignifikante Verbesserung der zellulären Abwehrkraft. Durch Bertram konnte die Überlebensrate gegen Candida-albicans-Infektionen gesteigert werden.

Bertram wirkt auch – ähnlich wie das aus Chrysanthemen gewonnene namensgleiche Naturmittel Pyrethrin – als Insektizid gegen Moskitos, also die Stechmücken, die für die Übertragung der Malaria verantwortlich sind.

Ätherische Öle

Zu den Hauptbestandteilen der Bertramwurzel gehören 42 verschiedene ätherische Öle, wovon bisher nur 24 identifiziert wurden. Die meisten sind wiederum Monoterpene oder Sesquiterpene mit bis zu 20 % Campher, Cineol, Pinen und Caryophylen, die dem Bertram antivirale, antibakterielle, antimykotische und entzündungshemmende Eigenschaften verleihen. Darüber hinaus wirkt Bertram antiseptisch, desinfizierend und

hat eine Wirkung gegen Bakterien, Viren, Pilze und Parasiten.
Durch die Vielzahl dieser ätherischen Öle im Bertram treten so gut wie keine Resistenzen auf, da zahlreiche Substanzen die Infektionserreger abwehren können. Im Vergleich dazu werden die Infektionserreger in der Antibiotikatherapie nur von einer Monosubstanz bekämpft, sodass die Keime sehr rasch resistent werden.
Zusätzlich stimulieren die ätherischen Öle im Bertram die Ausschüttung von Neurotransmittern im Darm, um sie dem Gehirn zur Verfügung zu stellen. Neurotransmitter sind Botenstoffe, mit denen in der Hypophyse Hormone ausgeschüttet werden, um das autonome Nervensystem zu steuern.
Deshalb sind scharfe Gewürze wie Bertram und Galgant von größter Bedeutung für die gute Stimmung, eine gute Verdauung und einen souveränen Umgang mit Stress.
Hildegard beschreibt bereits im 12. Jahrhunert sensationelle Zusammenhänge mit dem autonomen Nervensystem. Darunter ist vieles, was die Wissenschaft heute gerade erst zu verstehen beginnt: dass nämlich Gewürze wie Bertram oder Galgant eine stabilisierende Wirkung auf den ganzen Körper haben, indem sie eine feinstoffliche Energie aussenden, die sich auf sämtliche Zentralmeridiane vitalisierend auswirkt:
»Wenn der Mensch isst und trinkt, lenkt ein im Menschen angelegtes Meridiansystem (vitales tractus rationalitatis) den Geschmacks- und Duftstoff (die ätherischen Öle) zum Gehirn, fördert seine gute Durchwärmung (Durchblutung und Sauerstoffversorgung)

zusammen mit der Durchblutung von allen anderen Organen wie Herz, Leber und Lunge, die ebenfalls diese Feinstoffe und Duftstoffe aufnehmen, um davon ernährt zu werden.«

Bertram wirkt lokalanästhesierend

In einer Doppelblindstudie mit Bertram wurde bei 200 Zahnpatienten eine lokalanästhetische Wirkung festgestellt, die mit dem Standardbetäubungsmittel Xylocain vergleichbar ist. Dabei zeigte Bertram eine natürliche Betäubungswirkung ohne jegliche Nebenwirkung.

Bertram hilft karmitativ bei der Verdauung

Die ätherischen Öle im Bertram üben eine krampflösende Wirkung auf Magen und Darm aus, sodass sich Blähungen wie beim Roemheld-Syndrom leichter lösen. Außerdem stimulieren diese Öle die Sekretion von Verdauungssäften und Verdauungsenzymen in der Mundhöhle, im Magen und im Darm. Ebenso können die ätherischen Öle des Bertram Parasiten und Würmer aus dem Darm entfernen.

Bertram hat krebshemmende Eigenschaften

Bertram enthält in seiner Wurzel über 25 Prozent Inulin, einen im Pflanzenreich stark verbreiteten Mehrfachzucker. Das leicht süßlich schmeckende Inulin ist ernährungsphysiologisch ein wasserlöslicher, präbiotischer Ballaststoff, der bei der Sanierung der Darmflora eine

große Rolle spielt. Außerdem bewirkt Inulin durch seine Fähigkeit, viel Wasser zu binden, ein größeres Stuhlvolumen, wodurch die Verdauung erleichtert wird.
In Tierversuchen konnte gezeigt werden, dass die langkettigen Zuckerverbindungen im Bertram eine starke immunstimulierende Wirksamkeit ausüben.
Die Wasserauszüge aus Bertram- und Galgant-Polysacchariden aktivieren das Immunsystem, indem sie das RES-Immunsystem anregen (Reticulo-Endotheliale-System), insbesondere die Fress- und Killerzellen, um so den Körper vor dem unkontrollierten Wachstum von Krebszellen zu schützen. Sowohl Bertram als auch Galgant können die Produktion von monoklonalen Antikörpern in der Milz anregen.

Bertram senkt den Blutzuckerspiegel

Ebenfalls konnte in Tierversuchen nachgewiesen werden, dass Bertram in der Lage ist, erhöhte Glukosewerte zu senken. Erhöhte Glukosewerte und damit Diabetes II entstehen, wenn das Insulin nicht mehr in der Lage ist, die Zellen zu öffnen, damit Glukose von den Zellen aufgenommen und zu Energie verbrannt werden kann. Bertram hat deshalb eine antidiabetische Wirksamkeit, weil es die Insulinresistenz beseitigt.

Gerbstoffe besitzen entzündungshemmende, bakterizide und fungizide, leicht lokalanästhetische und reizmildernde Eigenschaften

Die Tannin-Gerbstoffe des Bertram besitzen entzündungshemmende, bakterizide und fungizide, leicht lokalanästhetische und reizmildernde Eigenschaften und schützen so die gesamte Mund- und Rachenschleimhaut vor Angriffen durch Bakterien, Viren oder Pilze. Beobachten Sie den Belag auf Ihrer Zunge vor und nach Einnahme von Bertram. Und helfen Sie der Zunge mit Bertramtabletten bei der Entgiftung während einer Fastenperiode.

Bertram wirkt adstringierend und schleimlösend

Bertram hat eine adstringierende und schleimlösende Wirkung auf die gesamte Mund- und Rachenschleimhaut und hilft so gegen Husten, Erkältungen und Asthma.

Mineralstoffe fördern das Wachstum der Finger- und Zehennägel

Die Bertramwurzel enthält viele wertvolle Spurenelemente und Mineralien, die das saure Bindegewebe neutralisieren können. Dazu zählen u. a. Mangan, Zink, Kupfer, Natrium, Kalium und Kalzium. Die Kieselerde im Bertram mit dem darin enthaltenen Spurenelement Silizium ist gut für Haut, Bindegewebe, Haar und das Wachstum der Finger- und Zehennägel. Eisen verbessert den Sauerstofftransport im Blut. Außerdem findet sich im Bertram Zink zur Stimulierung des Immunsystems,

Mangan zum Schutz vor freien Radikalen sowie Kalzium als wichtiger Baustein für Knochen und Zähne.

Harze verhindern Fäulnis und Gärung

Natürliche, pflanzliche Harze, wie sie im Bertram enthalten sind, zeichnen sich dadurch aus, dass sie Fäulnis und Gärung verhindern können, desinfizierend wirken und dadurch die Wundheilung fördern.

Bioflavonoide als Antioxidanzien

Die in den Bertramwurzeln vorhandenen Antioxidanzien in Form von Phenolen, Flavonoiden, Alkaloiden und Tanninen schützen den Körper vor Sauerstoffradikalen, die in der Lage sind, sämtliche Körperzellen anzugreifen und zu entzünden. Die entzündeten Körperzellen einschließlich der roten Blutkörperchen können nicht mehr ihre normalen Aufgaben wahrnehmen und werden autoaggressiv zerstört. Dieser Angriff des eigenen Abwehrsystems ist die Ursache sämtlicher Krankheiten, einschließlich Herz-Kreislauf-Krankheiten, Diabetes oder Krebs. Bertram ist in der Lage, diese Entzündungen zu verhindern.

Bertram ist in den empfohlenen Einnahmedosen ungiftig

Aktuelle Toxikologie-Studien zeigen, dass Bertram bei Albinoratten in einer Dosis von bis zu 2000 mg/kg Körpergewicht ungiftig ist. Das entspricht bei einem Menschen von 75 kg Körpergewicht einer Dosis von

150 g Bertram. Wir empfehlen eine tägliche Dosis von nur 1 bis 4,5 g entsprechend 1–3 gestrichenen TL Bertrampulver ins Essen täglich, oder 3-mal täglich 3–5 Bertramtabletten lutschen.

Bertram in der Hildegard-Heilkunde

Bis heute ist Bertram in der westlichen Medizin völlig unbekannt und wäre wohl ganz in Vergessenheit geraten, wenn er nicht von Hildegard von Bingen für die tägliche Ernährung und als außerordentlich wirksame Heilpflanze empfohlen worden wäre.
Bertram schützt vor Infektionskrankheiten, verhütet Demenz und Alzheimer und verbessert die sexuelle Gesundheit. Keine Arzneipflanze der Welt kann gleichzeitig solche Riesenaufgaben bewältigen: das Gehirn vor Demenz und Alzheimer und den Körper vor den gefährlichsten Infektionskrankheiten wie Virusgrippe, Borreliose, Malaria, Ebola schützen und dann auch noch die Sexualität verbessern.
Im lateinischen Namen *Anacyclus pyrethrum* des Bertram sind bereits die Inhaltsstoffe Anacyclin und Pyrethrin genannt, auf denen u. a. diese großartige Wirkung beruht. Anacyclin ist ein wertvoller Nervenbotenstoff, der sämtliche kognitiven Aufgaben des zentralen Nervensystems verbessert, und Pyrethrin ist ein allumfassender Wirkstoff zum Schutz vor insbesondere viralen Infektionskrankheiten, gegen die die Schulmedizin machtlos ist.

Wissenschaftliche Studien bestätigen heute, was Hildegard bereits vor 850 Jahren in ihrer *Physica* formulierte: »Bertram hat starke Heilkräfte bei allen Krankheiten, er verstärkt im Menschen den Verstand und die Intelligenzleistung.«
Bertram verbessert die Durchblutung des Gehirns und verbessert dadurch die kognitiven Fähigkeiten, wozu u. a. die Aufmerksamkeit, das Erinnern, die Lernfähigkeit, die Kreativität sowie die Orientierung und die spirituellen Fähigkeiten gehören. Bertram steigert die Testosteron- und Spermienproduktion, wodurch die sexuelle Gesundheit verbessert werden kann.
In Übereinstimmung mit der Hildegard-Heilkunde wird Bertram breit eingesetzt. Bertram hilft ebenso gegen Husten, Erkältungen, Asthma und Lungenödeme. Er ist eins der wirksamsten Mittel zum Schutz und zur Behandlung von frühzeitiger Demenz und der Alzheimer-Krankheit, bei Sprechschwierigkeiten und Lähmungen nach einem Schlaganfall und gegen Depressionen. Auch bei Verdauungsbeschwerden, Reizmagen und Diabetes ist Bertram wirksam.

Klinische Wirksamkeit bei Malaria und Aids

40 Prozent der gesamten Weltbevölkerung leidet unter Malaria, und jährlich sterben mehr als eine Millionen Menschen, vor allem Kinder, an dieser grassierenden Krankheit. Die Heilerfolge von Bertram gegen Seuchen wie Malaria und Aids wurden zum ersten Mal von dem belgischen Arzt Dr. Louis van Hecken in einer Malaria- und Aids-Station berichtet. Seit einigen Jahren betreut er

in Sambia, Zentralafrika, eine Malariastation. Er wurde durch den Hildegard-Text in der *Physica* auf Bertram aufmerksam und kam auf den Gedanken, die antimikrobielle, antivirale und antiparasitäre Wirkung dieser pflanzlichen Arznei könnte eine bedeutende Rolle bei der Heilung von Tropenkrankheiten spielen. Durch seine Arbeit mit Malaria- und Aids-Patienten wurde seine Vermutung auf überzeugende Weise bestätigt.

Tatsächlich konnte van Hecken folgende Wirksamkeiten bei Malaria- und Aids-Patienten entdecken – in Übereinstimmung mit Hildegard, die schreibt: »Bertram bildet gutes Blut und ist wegen dieser guten Wirkung von großer und starker Heilkraft bei allen Krankheiten. Bertram ist gut für Gesunde, weil er bei Infektionen die Fäulnisstoffe [Tabes, Toxine, Schlacken, Giftstoffe] vermindert und gutes Blut bildet.« Bei Malaria werden die roten Blutkörperchen von dem Parasiten »Plasmodium falciparum« zerstört, es kommt zur Anämie. Bei Aids werden die weißen Blutkörperchen vom HIV-Virus zerstört. Beide Zerstörungen werden durch Bertram verhindert, sodass sich die roten und weißen Blutkörperchen unter dem Einfluss von Bertram normalisieren.

Bertram stärkt die Gehirnleistung

Bertram verbessert die Leistungen des Nervensystems. Bei vielen Tropenkrankheiten, besonders bei Malaria, Zecken-Encephalitis und Aids wird das Gehirn durch Thrombosen und Entzündungen zerstört, wodurch Gedächtnisstörungen und Depressionen entstehen. Durch Bertram verbessert sich die Gehirnleistung.

Bertram sorgt für eine gute Verdauung

Er sorgt für die Aufnahme aller lebensnotwendigen Vitalstoffe aus unseren Lebensmitteln: Eiweiß, Kohlehydrate, Fette, Mineralien, Spurenelemente und Vitamine. Bei Diabetes sorgt Bertram für die Blutzuckeraufnahme in den Körperzellen, wodurch der Blutzuckerspiegel sinkt.

Bertram erhöht den Speichelfluss und löst Verschleimungen

Bertram beseitigt die Verschleimung im Kopf und in den Lungen, besonders bei Husten, Schnupfen, Asthma, Fibrose. Täglich angewendet, heilt er die Lungenentzündung (Pleuritis, Brustfellentzündung, Tuberkulose).

Bertram reinigt und klärt die Augen

Beim grauen Star verhindern abgelagerte Schlackenstoffe die Sehkraft in der Linse. Nach Einnahme von Bertram konnten Patienten, die nicht mehr lesen konnten, wieder lesen.

Bertram zur Vorbeugung von Infektionskrankheiten

Täglich als Gewürz oder Pulver ins Essen gestreut oder mitgekocht, kann man sich vorbeugend vor Infektionskrankheiten oder Malaria schützen. Bei Malaria-Gefahr wird z. B. auch Bertram ins Moskitonetz gestreut.

Bertram zur Rekonvaleszenz
Bertram kräftigt bei auszehrendem Gewichtsverlust, wie z. B. bei Krebs, Aids, Ebola und Malaria.

Mittel und Rezepte

Bertrampulver

Zur Gesundheitsstärkung und Infektionsprophylaxe täglich 1–3 gestrichenen TL Bertram ins Essen geben.

Bertrammischpulver

Dem Bertram sind hier noch gemahlener Pfeffer und Ingwer beigefügt (Bezugsquelle siehe Anhang oder selbst 30 g Bertram-, 10 g Ingwertpulver und 5 g weißen Pfeffer mischen).
Zur Verbesserung der Durchblutung der Füße oder Beine 3-mal täglich eine Messerspitze mit einem Likörglas Petersilien-Elixier vor dem Essen.

Bertramtabletten

Bei Erkrankungen im Hals-Nasen-Rachen-Raum, Verschleimung der Atemwege, Zahnfleischerkrankungen, zur Ausleitung von Toxinen nach bakteriellen und viralen Infektionen, zur Unterstützung der Entgiftung beim Fasten: 3-mal täglich 3–5 Tabletten lutschen.

Bertram-Galgant-Wein

Nach einer Virusgrippe sowie nach allen Infektionskrankheiten zur Entfernung von Toxinen. Bei Borreliose, Herpes, Harnwegsinfektionen, Virusinfektion (Epstein-Barr, Coxsakie), Hepatitis, Hodgkin-Krankheit.
1 TL Bertram und 1 TL Galgant in 150 ml Rotwein für 1 Minute aufkochen, dann warm schluckweise trinken. 1- bis 3-mal täglich 4 Wochen lang fortsetzen, je nach Beschwerden.
Wenn der Geschmack zu scharf und herb ist, kann man mit Fencheltee oder Apfelsaft nachspülen.
Hinweis: Diese Arznei ist nur für Erwachsene geeignet.

Pelargonienmischpulver

Als Grippeprophylaxe, bei Schnupfen, Husten, Heiserkeit, Grippe-Kopfschmerz, Herzschmerzen, Magenkatarrh, grippalem Infekt.
Ein wichtiger Bestandteil des Pelargoniummischpulvers (Bezugsquelle siehe Anhang) ist Bertram. Daher ist es das wichtigste und erfolgreichste Mittel gegen die echte Virusgrippe. Hildegard schreibt dazu:
Bei *Grippe-Herzschmerzen* und universell für das *Herz:* »Wer im Herzen (Schmerzen) leidet, esse dieses Pulver

mit Brot oder ohne Brot durch Auflecken aus der Hand, und es wird ihm besser gehen, weil es das beste Pulver für die Gesundheit des Herzens ist.«

Bei *Schnupfen:* »Wer Schnupfen hat, halte dieses Pulver an seine Nase und ziehe (nur) dessen Duft in sich ein, und der Schnupfen löst sich leichter und linder und vergeht schnell (und) ohne den Menschen zu gefährden.«

Bei *Husten:* »Wer Husten oder ein Brustleiden hat, mache aus Mehl und diesem Pulver (kleine) Kuchen in einer Pfanne unter Beigabe von Butter und esse diese oft vor und nach dem Essen, und der Husten und das Lungenleiden löst sich leicht und dem Menschen wird es besser.«

Bei *Heiserkeit, Halsweh:* »Und wer in der Brust leidet, sodass er Atemnot hat, oder wer in der Kehle leidet, sodass ihm die Stimme verloren geht, der trinke dieses Pulver in warmem Wein, und es wird ihm in Brust und Kehle besser gehen.«

Bei *Kopfschmerzen:* »Wer Kopfweh hat, esse dieses Pulver mit etwas Salz auf Brot und es wird ihm besser gehen.«

Bei *Darmgrippe:* »Wer (in Grippezeiten) Magen-Darm-Beschwerden hat oder unter Blähungen leidet, esse sogleich von diesem trockenen Pulver und es wird ihm sogleich besser.«

Pelargonien-Duftspray

Die ätherischen Öle der gleichen Mischung gibt es als alkoholische Lösung zur Abwehr von Grippe als Raumspray. Man kann es auch auf den Handrücken oder aufs Kopfkissen sprühen und den Duft tief einatmen.

Brombeer-Elixier

Auch hier spielt der Bertram die entscheidende Rolle. Daneben enthält das Fertigprodukt (Bezugsquelle siehe Anhang) Brombeerblätter, Ysop, Dost, Honig und Wein. Bei Verschleimung, Auswurf, Reizhusten, Bronchitis, Mukoviszidose 3-mal täglich jeweils 1 EL vor dem Essen und 1 LG nach dem Essen einnehmen.

Fallgeschichten, Erfahrungsberichte

Bertrammischpulver für eine gute Durchblutung der Beine

Die Patientin litt unter massiven Krampfaderleiden mit nächtlichen Krämpfen und Schmerzen im Zehenbereich. Durch den Einsatz von Bertrammischpulver konnte die Durchblutung der Beine so verbessert werden, dass die Schmerzen und Krämpfe nicht mehr auftraten. Zusätzlich massierte sie mit Mariendistelsaft die Beine morgens und abends, was die Krampfadernsituation wesentlich verbesserte.

Bertram bei Kopfschmerzen und Migräne

Eine Frau nahm bei Kopfschmerzen und starker Migräne sofort ½ bis 1 TL Bertram als Gewürz ins Essen. Bertram war für sie das beste Kopfschmerzmittel, besonders wenn sie es gleich zu Beginn des Anfalls einnahm.

Bertrammischpulver bei Ischialgie

Die Patientin hatte eine massive Ischialgie mit Wurzelreizsyndrom im Bereich des 4. und 5. Lendenwirbels. Die Schmerzen strahlten ins linke Bein bis in die Fußspitzen. Fangopackungen und Stangerbäder führten nur zu einer vorübergehenden Besserung. Eine darauffolgende Hildegard'sche Therapie mit Weizenpackungen, Quittenkur, Wermutsalbe, Galgantwein verbesserte die Beschwerden. Aber erst durch den Einsatz von Bertrammischpulver wurde die Durchblutung so verbessert, dass die Schmerzen, besonders an der linken Seite, vollständig verschwanden. Die Nervenentzündung ist seitdem nicht mehr aufgetreten.

Bertrammischpulver bei nächtlichem Wadenkrampf

Ein Mann litt unter ständigen Durchblutungsstörungen der Beine mit nächtlichem Wadenkrampf. Durch den längeren Einsatz von Bertrammischpulver und einen Hildegard'schen Aderlass wurde die Durchblutung so verbessert, dass die Füße warm blieben und der nächtliche Wadenkrampf nicht mehr auftrat.

Pelargonienmischpulver bei chronischer Anfälligkeit gegen Virusgrippe

Die Patientin litt nach Entfernung ihrer Thymusdrüse an einer chronischen Abwehrschwäche, die sich durch jahrelange Anfälligkeit gegen Virusgrippe bemerkbar machte. Durch die Konditionierung und Stärkung ihres Abwehrsystems mit dem Pelargonienmischpulver und eine zusätzliche Darmsanierung nach Hildegard konnte die Patientin ihr Abwehrsystem so verbessern, dass sie in den darauffolgenden vier Jahren keine Grippe mehr bekam.

Pelargonienmischpulver zur Abwehr von schwerer Ansteckungsgefahr

Ein junger Mann half seiner Großmutter bei der Pflege des Großvaters, der an einer verschleppten Grippe erkrankt war. Nachdem die Großmutter wie auch alle anderen Verwandten sich in der Wohnung angesteckt hatten, war nur noch der junge Mann übrig. Bei jedem Halskratzen, das er immer dann bemerkte, wenn er sich in der Wohnung aufhielt, nahm er regelmäßig (stündlich) Pelargonienmischpulver in warmem Wein ein und roch zudem an dem Pulver aus der Dose. Auch nach längerem Aufenthalt wurde er nicht angesteckt.

Bertram-Galgant-Wein bei Lyme-Borreliose

Eine Frau litt seit zwei Jahren nach einem Zeckenbiss an starken Muskel- und Gelenkschmerzen mit völliger Bewegungsunfähigkeit, obwohl sie ihr ganzes Leben lang sportlich durchtrainiert war. Der Neurologe bestätigte eine Polymyalgie als Folge einer Lyme-Borreliose. Durch Einsatz von Bertram-Galgant-Wein und zweimaligen Aderlass im Abstand von jeweils zwei Jahren verschwanden die rheumatischen Beschwerden und sind bis heute nicht wieder aufgetreten.

Bertram bei Malaria

Ein Patient der Malariastation des belgischen Arztes Dr. van Hecken in Sambia berichtete, dass er bis zu meinem 27. Lebensjahr gesund war, aber dann Malaria mit Fieberschüben und großen Schmerzen bekam, begleitet von Gewichtsverlust und Körperschwäche, was drei Jahre lang anhielt. Als er schließlich auf der Malariastation landete, bekam er 3-mal täglich 3 Msp. Bertram (1,5 g) verabreicht. In kürzester Zeit fühlte er sich besser und genas verblüffend schnell von all seinen Beschwerden.

Bertram-Galgant-Wein bei Borreliose

Eine Frau wurde bei einem Picknick in Irland von vielen Zecken gebissen. Der ganze Körper war schwarz übersät mit Zecken, weil sie sich »in die Kinderstube der Zecken« gesetzt hatte. Alle Zecken bis auf acht konnten entfernt werden. Es entstand eine starke Rötung, und es wurde Borreliose festgestellt, die im akuten Stadium mit Antibiotika behandelt wurde. Daraufhin verstärkten sich bereits vorhandene Herzrhythmusstörungen, die nun in ein Vorhofflimmern übergingen. Anfallweise bekam die

Patientin zwei- bis dreimal im Jahr eine Herzattacke mit einem Pulsschlag von über 150/Minute, Herzschmerzen und Kreislaufzusammenbruch, was meistens in der Klinik behandelt werden musste. Offensichtlich akkumulierten die von den Borrelien ausgeschiedenen Toxine im Blut, die bei einer gewissen Konzentration das Vorhofflimmern auslösen können. Als Therapieplan wurden Aderlass, eine Darmsanierung nach Hildegard, Galganttabletten, Petersilien-Elixier und Bertram-Galgant-Wein eingesetzt. Nach drei Monaten Behandlung mit diesem Plan waren die Toxine, die die Herzattacken ausgelöst hatten, ausgeleitet. Es kam zur vollständigen Beseitigung der Herzrhythmusstörungen.

Aus eigener Kraft wieder gesund werden

Der Mensch ist gesund, solange seine Körpersäfte, seine Blutwerte und Hormone im Gleichgewicht sind. Krankheiten entstehen durch ein Ungleichgewicht, das durch Aderlass, Schröpfen, Fasten, Darmsanierung, Ernährungsumstellung und Heilmittel wieder ins Gleichgewicht gebracht werden muss. Dazu gehört auch und vor allen Dingen die Beseitigung der von Hildegard beschriebenen 35 stressauslösenden Konflikte, die für 90 Prozent aller Krankheiten verantwortlich sind. Ohne Konfliktbewältigung ist jede Medizin nur oberflächliche Symptomverschiebung.

Aufgrund dieser Tatsache heilt grundsätzlich jeder Mensch aus sich selbst heraus. Zur Unterstützung seiner Genesung stehen eine gesunde Ernährung auf der Basis von Dinkel, Obst und Gemüse sowie verschiedene natürliche Arzneien und außerdem seine seelischen Heilkräfte zur Verfügung. Alles hilft, den Organismus zu stabilisieren, die Selbstheilungskraft von Blockaden zu befreien und einen eigenen Weg zu finden. Vor allem die eigene Lebensweise, die Begeisterungsfähigkeit, die Lust zur Kreativität entscheiden über das Wohlbefinden.

Nicht der Staat, nicht eine Ideologie, sondern jeder Einzelne hat es in der Hand, das zu wählen, was ihm guttut, und das zu meiden, was ihn daran hindert, sich wohlzufühlen und gesund zu werden. Fragen Sie sich dabei in entscheidenden Situation immer wie z. B. Folgendes: Gibt es Ihnen Kraft, wenn Sie …

- im rechten Maß und in zuträglicher Qualität essen und trinken.
- auf andere liebevoll und offen zugehen, verzeihen können und lernen, die Wut, den Hass und den Zorn gegenüber Menschen loszulassen, die Sie verletzt, betrogen, belogen oder ungerecht behandelt haben.
- die eigenen krankhaften Angewohnheiten und Süchte abstreifen und die dunklen Seiten des Lebens anerkennen.

Sie werden zum Meister über Ihr Leben und Ihre Gesundheit, wenn Sie Hildegards goldene Lebensregeln beachten und sie jeden Tag von Neuem beherzigen. Dies sind die sechs goldenen Lebensregeln der Hildegard-Heilkunde:

- Lebensmittel sind Heilmittel zum Leben; ernähren Sie sich entsprechend.
- Nutzen Sie zur Erhaltung und Wiederherstellung der Gesundheit die Heilmittel aus der Natur.
- Sorgen Sie für einen natürlichen Schlaf im Wechsel mit ausreichender Bewegung.
- Achten Sie auf ein Gleichgewicht von Arbeit und Erholung.
- Reinigen Sie Ihren Körper von seinen Giften durch Bäder, Saunaanwendungen und Ausleitungsverfahren wie z. B. den Aderlass (durchgeführt von einem sachkundigen Hildegard-Therapeuten).

Und das Wichtigste, wie Sie gesund bleiben und Krankheiten heilen:

- Entdecken Sie hinter Ihren Schwächen, Fehlern und Konflikten Ihre spirituellen Kräfte, und setzen Sie sie engagiert ein für ein großzügiges und liebevolles Leben voll spiritueller Freude, Vitalität und Mitmenschlichkeit.

Anhang

Hinweise für die Hausapotheke

Um die vier »Wunderheiler« Schafgarbe, Veilchen, Galgant und Bertram im Bedarfsfall schnell anwenden zu können, sollte man die folgenden Dinge stets im Haus haben:

- Galganttabletten (alternativ Fenchel-Galgant-Tabletten)
- Bertramtabletten
- Fencheltabletten
- Galgant-, Bertram- und Griechenkleepulver in Bio-Qualität
- Schafgarbenpulver und Leinentuch
- Veilchensalbe und alternativ Virita Balm
- Pelargonienmischpulver und Pelargonien-Duftspray

Folgende weitere Mittel der Hildegard-Heilkunde (siehe auch Bezugsquellen) unterstützen in besonderer Weise die Gesundheit und lassen sich mit Galgant, Schafgarbe, Veilchen und Bertram gut kombinieren:

- Wasserlinsen-Elixier als Universalheilmittel zur Normalisierung der Abwehrkräfte und zur Immunstimulation (Fertigprodukt)
- Wermut-Elixier zum Schutz vor Arteriosklerose (Fertigprodukt)
- Hirschzungen-Elixier als Universalheilmittel bei Le-

ber- und Lungenleiden, Hormonregulationsstörungen und Burn-out (Fertigprodukt)

- Petersilien-Elixier (»Herzwein«) als Universalheilmittel für das Herz und für die Rehabilitation; er ist als Fertigprodukt erhältlich, aber auch bei Bedarf schnell selbst herzustellen:
  10 Stängel mit Blättern glatter Petersilie, 2 EL Weinessig und 1 l Rotwein 5 Minuten lang aufkochen. Dann 150 g Honig dazugeben und alles zusammen weitere 5 Minuten kochen lassen. Anschließend den Wein abseihen und in sterile Flaschen abfüllen.

Bezugsquellen

Hier sind nur die wichtigsten Hersteller von Original-Hildegard-Heilmitteln bzw. Bezugsquellen aufgeführt. Im Internet findet man weitere Versender, außerdem gibt es in vielen Städten Apotheken, die Hildegard-Heilmittel führen.

PJ – Naturprodukte, 78476 Allensbach
Tel.: 07533 7433, Fax: 07533 7479
E-Mail: hildegard@virita.de
www.virita.de; www.st-hildegard.com

Stadtmühle Egon Binz, 78187 Geisingen
Tel.: 07704 9241-0, Fax: 07704 9241-11
E-Mail: info@stadtmuehle-geisingen.de
www.stadtmuehle-geisingen.de

JURA Chema, 78464 Konstanz
Tel.: 07531 31487
E-Mail: jura@hildegard.de
www.hildegard.de

Sankt Hildegard-Posch GmbH, 4880 St. Georgen/Austria
Tel.: (0043) 07667 8131, Fax: 07667 813150
E-Mail: info@hildegardvonbingen.at
www.hildegardvonbingen.at

Literatur

Hildegard-Heilkunde von A–Z. Kerngesund von Kopf bis Fuß. Knaur Verlag, München 2008
Der Aderlass nach Hildegard von Bingen. Knaur Verlag, München 2012
Der Hildegard-Fastenbegleiter. Wie die Seele gesundet und der Körper heilt. Knaur Verlag, München 2017
Der Hildegard-Kompass. Die wichtigsten Heilmittel und Anwendungen. Knaur Verlag, München 2014
Die Ernährungstherapie der Hildegard von Bingen. Rezepte, Kuren, Diäten. Knaur Verlag, München 2009
Die Psychotherapie der Hildegard von Bingen. Heilen mit der Kraft der Seele. Knaur Verlag, München 2010
Das Hildegard von Bingen Kochbuch. Heyne Verlag, München 2002
Die Seelenapotheke der Heiligen Hildegard. Vom glücklichen Leben. Strehlow Verlag, Allensbach 2010
Wüstentanz. Australien spirituell erleben. Strehlow Verlag, Allensbach 1997
Die klassische Hildegard-Heilkunde – das Gesundheitsprogramm:

- *Magen- und Darmleiden*
- *Herz- und Kreislauf-Erkrankungen*
- *Krebs und Abwehrschwäche*
- *Rheuma und Gicht*
- *Hautkrankheiten*
- *Frauenheilkunde*

Alle Bände im Strehlow Verlag, Allensbach 2002

Register nach Beschwerden